KURSBUCH

Bluthochdruck

Prof. Dr. med. Hans-Dieter Faulhaber

KURSBUCH Bluthochdruck

Wie Sie Bluthochdruck erkennen und dauerhaft senken

südwest

INHALT

INHALT

INHALT

_Vorwort

Aufgabe eines Kursbuches ist es, seinem Leser beim Erreichen eines Ziels behilflich zu sein. Es wird ihm dazu Alternativen anbieten, die es ermöglichen, dieses Ziel auf unterschiedlichen Wegen anzusteuern. Diese Wege können mehr oder weniger direkt sein, manchmal auch Umwege sein, sollten aber persönliche Eigenschaften und Vorlieben berücksichtigen.

Das Kursbuch im üblichen Sinne benennt meist nur das Ziel. Unser Kursbuch geht darüber hinaus und erläutert ausführlich, was wir erreichen wollen – ganz einfach gesagt: einen normalen Blutdruck erhalten oder einen erhöhten Druck senken.

Einfach gesagt ist nicht einfach getan.

Gerade Deutschland hat im Vergleich zu anderen europäischen Ländern einen besonders hohen Anteil von Bürgern mit erhöhtem Blutdruck. Unsere Lebensweise, vor allem Fehler in der Ernährung und mangelnde körperliche Aktivität – teils in Wechselwirkung mit einer vererbten Veranlagung – sind zu etwa 95 Prozent dafür verantwortlich.

Dies bietet aber auch die Chance, durch eine veränderte Lebensweise den Blutdruck zu senken.

In vielen Fällen reicht das aber nicht aus. Dann ist eine medikamentöse Behandlung des Bluthochdrucks erforderlich. Heute verfügen wir glücklicherweise über ein breites Spektrum von Arzneimitteln, die den Blutdruck kontinuierlich senken und nebenwirkungsarm sind.

Schon hier soll betont werden, dass Blutdrucksenkung durch veränderte Lebensführung einerseits und durch Medikamente andererseits nie als Alternativen anzusehen sind, sondern Komponenten eines einheitlichen Therapiekonzepts darstellen.

Um das Problem Bluthochdruck zu verstehen, ist es notwendig, den Blutkreislauf und die Funktion des Herzens zu kennen und die Regulationsmechanismen des Blutdrucks zu durchschauen.

Wie entsteht Bluthochdruck? Wie wird er definiert und welche diagnostischen Methoden werden angewendet? Welche Folge- und Begleiterkrankungen bestimmen das Schicksal des Bluthochdruckkranken? Warum, wann und wie muss man ihn behandeln? Was können Sie als Betroffene oder Betroffener tun, damit sich Ihr Blutdruck normalisiert und normal bleibt? Wie können Sie dafür sorgen, dass Ihre Familie, in der möglicherweise häufiger Hypertonie auftritt, ihre Lebensweise so gestaltet, dass die Blutdruckwerte zufriedenstellend sind?

Antworten auf diese Fragen bietet dieses Buch. Es informiert über die Vorgänge im Organismus, die zum Bluthochdruck führen und gibt Empfehlungen für eine »blutdruckgerechte« und gesundheitsfördernde Lebensführung.

In unserer Gesellschaft werden dem Einzelnen vielfältige Informationen geboten. Das Wissen, auch auf dem Gebiet der Medizin, entwickelt sich ständig weiter. Dies spiegelt sich auch im Verhältnis des Patienten zu seinem Arzt, aber auch zu seiner Erkrankung wider. Mehr als früher ist der »mündige« Patient Partner des Arztes, der nicht einfach nur die vorgeschlagene Therapie akzeptiert, sondern, vor allem bei chronischen, oft lebenslangen Erkrankungen einen komplexen Therapieplan, zu dem Arzneimittel und nicht medikamentöse Maßnahmen gehören, gemeinsam mit dem Arzt aktiv gestaltet. Dieses Buch soll den Hochdruckpatienten dabei »zur Seite stehen«.

Frühere Publikationen des Autors im Südwest-Verlag zum Thema Bluthochdruck werden in diesem Buch weitergeführt. Wichtige Themen sind erweitert und aktualisiert worden.

Hans-Dieter Faulhaber
Berlin, im Oktober 2011

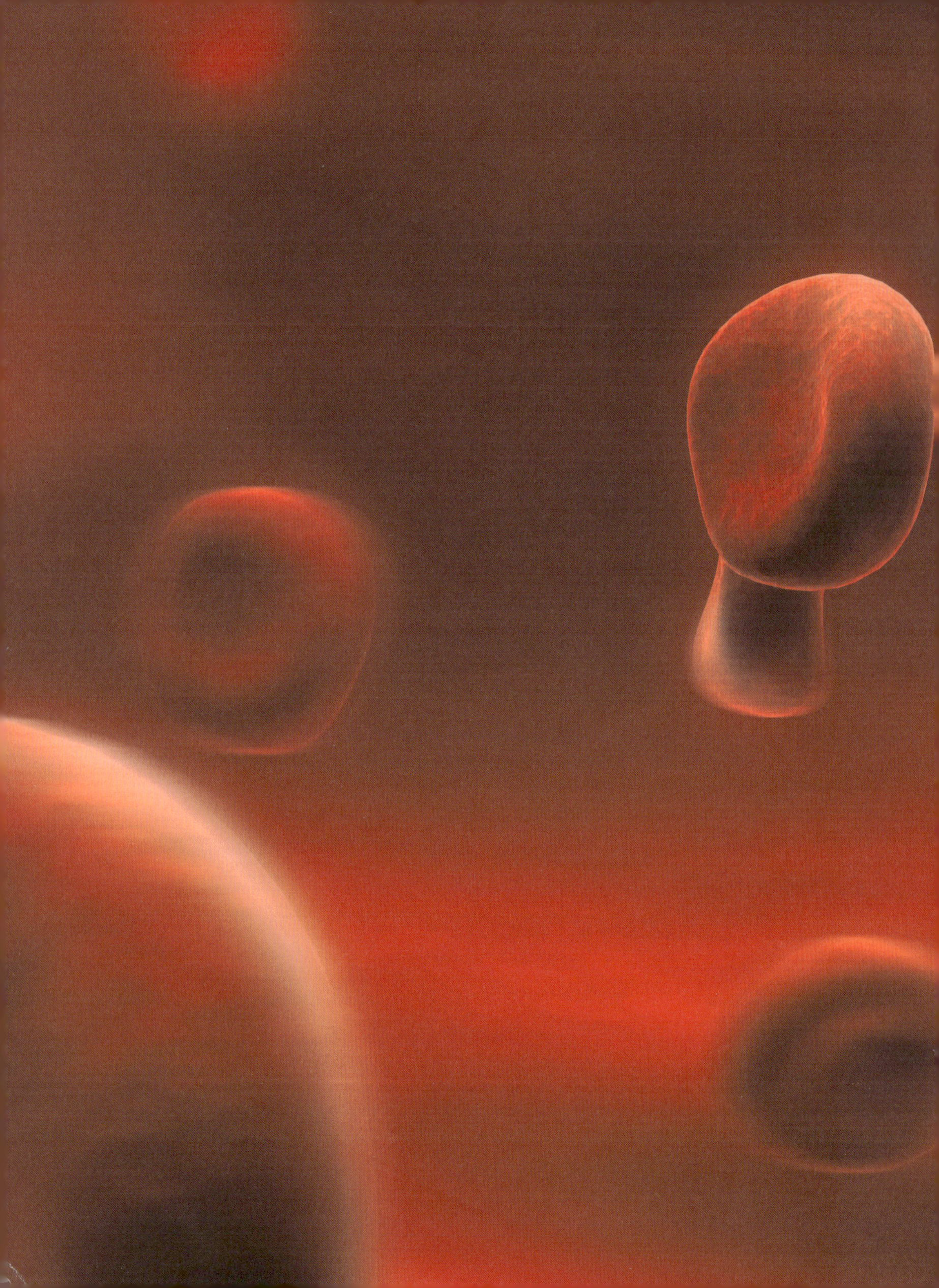

Das Herz und die Blutgefäße bewegen das Blut als Träger des lebensnotwendigen Sauerstoffs, anderer Nährstoffe, der im Stoffwechsel entstehenden, zur Ausscheidung bestimmten Produkte, der Abwehrsstoffe und der für die Regulation von Körperfunktionen wichtigen Hormone durch den Organismus. Diese Transportfunktion gewährleistet somit das Zusammenspiel aller Organe des menschlichen Körpers.

_Die Regulation des Blutdrucks

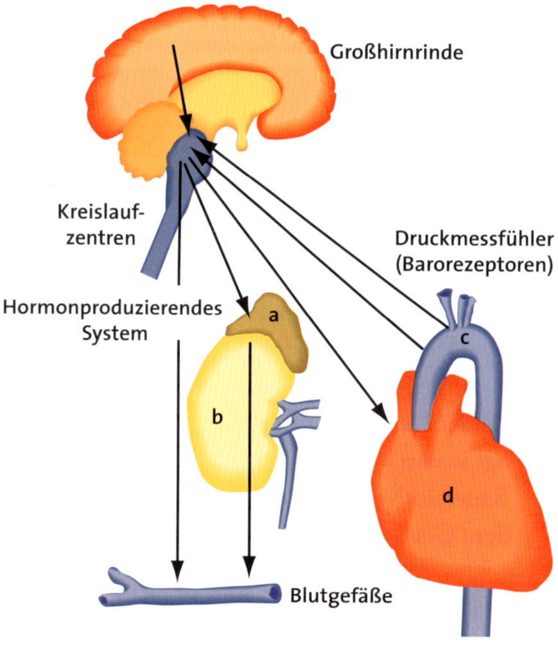

Abbildung 4: Wesentliche, an der Blutdruckregulation beteiligte Körperorgane (a = Nebenniere, b= Niere, c = große Körperschlagader, d = Herz)

Der Druck in den einzelnen Gefäßabschnitten wird abhängig vom Bedarf (zum Beispiel bei körperlicher Belastung) durch das Nervensystem und durch Hormone geregelt. Normalerweise schwankt er dabei – abhängig von mehreren Faktoren – in einem begrenzten Bereich. Der Blutdruck unterliegt wie fast alle Funktionsgrößen des menschlichen Organismus einer Biorhythmik. So gibt es eine typische Verlaufskurve des Blutdrucks in Abhängigkeit von der Tageszeit, die während des frühen Nachmittags und in der Nacht einen Abfall des Drucks (meist verbunden mit einem Nachlassen der Leistungsfähigkeit) zeigt.

Wir wollen uns aber ausführlicher mit den Regelsystemen im menschlichen Körper befassen, die für die Steuerung des Blutdruckverhaltens verantwortlich sind.

Eine gegensätzliche Veränderung dieser Größen führt zwangsläufig zur Blutdrucksenkung.

Als Erklärung kann ein vereinfachtes Modell des Blutkreislaufs – eine Pumpe mit geschlossenem Röhrensystem – herangezogen werden.

Der Druck hängt von der Pumpenleistung, vom Querschnitt des Rohrsystems und von der zirkulierenden Flüssigkeitsmenge ab. Im Organismus wird die Blutdruckregulation im Wesentlichen durch eine Veränderung der Blutgefäßweite (*Rohrquerschnitt*) und der Herz (*-Pumpen-*)Leistung erreicht. Wenn die kleinen Arterien verengt sind oder das Herz mehr Blut pro Minute in den Kreislauf pumpt, steigt der Blutdruck an. Die Regelung des Blutdruckverhaltens, das heißt einerseits das Konstanthalten in einem bestimmten Bereich und andererseits die Anpassung an bestimmte Bedingungen, geht in einem dynamischen System vor sich. In der großen Körperschlagader, der Aorta, und in den Halsarterien befinden sich körpereigene Messfühler – sogenannte Barorezeptoren –, die eine Information über die aktuelle Höhe des Blutdrucks an im Gehirn liegende, für die Blutdruckregulation verantwortliche Kreislaufzentren geben. Sie werden erregt, wenn die Arterienwand durch den Druckanstieg gedehnt wird. Von den Kreislaufzentren wird die nach dieser Information eventuell notwendige Korrektur des Druckverhaltens über das Nervensystem ausgelöst. Nervenreize, die über Bahnen zu den Gefäßen geleitet werden, verengen oder erweitern die Blutgefäße, fördern oder hemmen die Herzaktion und steigern oder senken damit den Blutdruck (Abb. 4).

Unmittelbar kann der Blutdruck durch drei Faktoren erhöht werden:

- die Steigerung der Herzleistung
- die Verminderung des Gesamtquerschnitts der Blutgefäße
- die Vergrößerung der Blutmenge im Gefäßsystem

Die Verbindung zwischen kreislaufaktiven Zentren im Gehirn und dem Herz-Kreislauf-System stellt vor allem das sogenannte vegetative oder autonome Nervensystem dar. Dieser Teil des Nervensystems ist für die unbewusste Steuerung wichtiger Organfunktionen verantwortlich, wie eben des Herzens und der Blutgefäße, aber auch der Atmung und der Verdauungsorgane.

Vegetatives Nervensystem

Das vegetative Nervensystem umfasst wiederum zwei Teile – den Sympathikus und den Parasympathikus (auch als Vagus bezeichnet), die meist als Gegenspieler fungieren. Ihre Nervenbahnen ziehen parallel zum Rückenmark vom Zentralnervensystem zu den Erfolgsorganen, besitzen aber Querverbindungen zu den Nervensträngen des Rückenmarks, die bewusste oder willkürliche Reaktionen vermitteln, wie um Beispiel die Bewegung unserer Arme oder Beine.

Vegetative Zentren im Gehirn sind funktionell mit der Großhirnrinde verbunden, dem eigentlichen Träger der geistigen Funktionen des Menschen. Eine Erregung des sympathischen Nervensystems führt zur Blutgefäßverengung, zur Beschleunigung des Herzschlages und zur Blutdruckerhöhung; der Parasympathikus löst die gegensätzliche Reaktion aus, verlangsamt also den Herzschlag und erweitert Blutgefäße.

Das sympathische System hat also für die Blutdruckregulation und auch für die Auslösung eines Bluthochdrucks besondere Bedeutung. Seine Funktion ist eng an zwei zu den Hormonen gehörende blutdrucksteigernde körpereigene Wirkstoffe, das *Noradrenalin und das Adrenalin*, gebunden.

Sie wirken in sehr geringen Konzentrationen gefäßverengend und blutdrucksteigernd. Noradrenalin gehört zu den sogenannten Überträgerstoffen (Neurotransmitter). Diese spielen eine wesentliche Rolle bei der Übermittlung einer Information oder eines Befehls von einer Nervenzelle auf die andere oder auch auf die Zelle, die den Befehl des Nervensystems in die Tat umsetzt, zum Beispiel eine

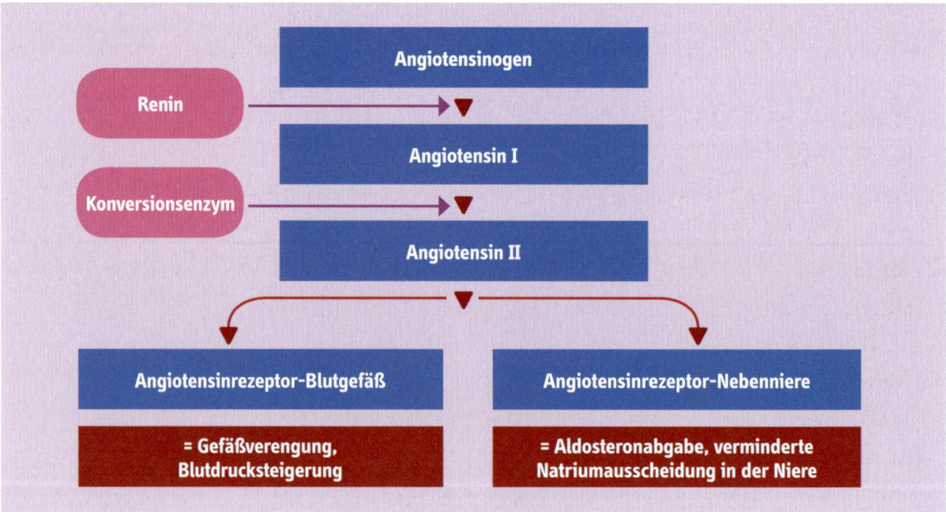

Abbildung 5: Darstellung des Renin-Angiotensin-Aldosteron-Systems (RAAS)

Muskelzelle in der Gefäßwand. Noradrenalin wird in den Endigungen sympathischer Nerven gebildet und gespeichert.

Als Reaktion auf einen Nervenreiz wird das Noradrenalin sofort freigesetzt und an eine spezifische Struktur der benachbarten Zelle des Erfolgsorgans, den Rezeptor, gebunden. Es löst damit zum Beispiel das Zusammenziehen – die Kontraktion – einer Muskelzelle im Blutgefäß aus und führt so zur Verengung dieses Gefäßes. Eng verknüpft mit dem sympathischen Nervensystem und seinen Überträgerstoffen existieren weitere blutdruckregulierende Hormonsysteme.

Renin-Angiotensin-Aldosteron-System (RAAS)

Bereits im 19. Jahrhundert wurde entdeckt, dass Nierenkrankheiten hohen Blutdruck auslösen können. Später, in der ersten Hälfte des 20. Jahrhunderts, fand man heraus, dass das Nierengewebe als Reaktion auf eine verminderte Durchblutung einen Stoff abgibt, der eine Blutdrucksteigerung auslöst. Nach seiner Herkunft wurde er als *Renin* bezeichnet. Dieser Stoff ist inzwischen auch in anderen Organen gefunden worden.

Renin steigert aber nicht direkt den Blutdruck, sondern spaltet im Blut aus eiweißgebundenen Vorstufen ein Peptid[1] ab, das sogenannte *Angiotensin 1* (Abbildung 5). Dieses Peptid wird durch ein im Blut überall vorhandenes Enzym, das *Angiotensin – Konversionsenzym (ACE)*, in das sogenannte *Angiotensin II* umgewandelt, das einen der wirksamsten blutdruckerhöhenden Wirkstoffe darstellt.

Injiziert man einem Menschen Angiotensin oder auch Noradrenalin, werden bereits durch wenige Mikrogramm (d. h. Millionstel Gramm!) Blutdrucksteigerungen beobachtet.

Zum RAAS gehört noch ein weiterer Wirkstoff, das Aldosteron. Es wird in der Nebenniere gebildet und beeinflusst den Blutdruck sekundär, da es den Mineralhaushalt des Organismus regelt, also für die Konzentration von Natrium und Kalium verantwortlich ist. Angiotensin II regt die Aldosteronproduktion in der Nebenniere an.

Die Kenntnis dieser Regulationssysteme ist notwendig für das Verständnis des Wirkungsmechanismus der blutdrucksenkenden Arzneimittel, die Komponenten dieser Systeme beeinflussen (siehe Seite 101 ff).

Kreislaufzentren im Gehirn regulieren den Blutdruck

Im Übergang vom Gehirn zum Rückenmark, dem sogenannten verlängerten

[1] Peptide sind »kleine« Eiweißmoleküle mit weniger als 100 Aminosäuren

Rückenmark, und im Zwischenhirn liegen kreislaufaktive Zentren, die Informationen aus dem Organismus, zum Beispiel von den bereits erwähnten Barorezeptoren, verarbeiten und den Blutdruck steuern. Diese Zentren werden von der übergeordneten Großhirnrinde beeinflusst, die für die die Gesamtheit der bewussten und emotionalen Handlungen oder Verhaltensweisen des Menschen verantwortlich ist.

So führen plötzlich auftretende aufregende Situationen wie Angst oder Freude zu einer Beschleunigung des Pulses (als Herzklopfen empfunden), Erblassen, eventuell auch Schweißausbrüchen. Ausgelöst durch die Großhirnrinde, wird hier über die Kreislaufzentren die Abgabe von blutdruckwirksamen Hormonen aus der Nebenniere, insbesondere von Adrenalin und auch Noradrenalin, veranlasst. Beide Stoffe beschleunigen die Herztätigkeit (Herzklopfen), führen zur Verengung der Blutgefäße (Blasswerden) und erhöhen damit auch den Blutdruck.

Normalerweise geht diese Reaktion schnell vorüber. Der Blutdruck wird in der Regel nur für kurze Zeit und nur um einige Millimeter Quecksilber erhöht und kehrt dann wieder in den Normalbereich zurück.

Anders kann es beim Bluthochdruck sein, wie wir in den nächsten Kapiteln sehen werden.

Nierenfunktion und Blutdruckregulation

Die Ausführungen über das Renin-Angiotensin-Aldosteron-System haben bereits gezeigt, dass die Nieren eine wichtige Rolle bei der Regulation des Blutdrucks spielen. Ihre Hauptfunktion ist es Stoffwechselprodukte sowie von Wasser und Mineralien einschließlich des Kochsalzes (Natriumchlorid oder NaCl) auszuscheiden. Ist die Ausscheidung des Kochsalzes gestört, erhöht sich die Natriumkonzentration im Organismus. Das betrifft auch die Blutgefäßwände. Mehr Natrium in den Gefäßwänden bedeutet eine erhöhte Empfindlichkeit gegenüber blutdrucksteigernden Reizen und kann zum Bluthochdruck führen.

Weitere körpereigene blutdruckwirksame Substanzgruppen

Das sympathische Nervensystem und das Renin-Angiotenson-Aldosteron-System sind für die Entwicklung einer Hypertonie von besonderer Bedeutung; Arzneimittel, mit denen die Funktion dieser Systeme gehemmt wird, gehören zu den wichtigsten Möglichkeiten der Hochdruckbehandlung (siehe Seite 101 ff).

Weitere körpereigene Stoffe sind an der Blutdruckregulation beteiligt, einige davon erweitern die Gefäße und senken den Blutdruck. (Siehe Kasten rechts)

Endotheline und Stickstoffoxid (NO)

Die Blutgefäße werden von der Gefäßinnenhaut, das heißt einer Zellschicht, die man als Endothel bezeichnet, ausgekleidet. Die Endothelzellen haben aber nicht nur eine passive Funktion als Barriere zwischen Blut und der Muskelschicht der Gefäßwand, sondern produzieren kreislaufaktive Stoffe, die in der entsprechenden Region die Gefäßweite und damit die Durchblutung steuern. Dazu gehören stark gefäßverengend und blutdrucksteigernd wirkende Peptide, die Endotheline, aber auch eine sehr einfach aufgebaute chemische Verbindung, das Stickstoffoxid (chemisch NO). Es wirkt stark gefäßerweiternd in den Gefäßabschnitten, wo es von den Endothelzellen abgegeben wird.

Nitroverbindungen, die therapeutisch bei der Angina pectoris angewendet werden, nutzen diesen Stickstoffoxid-Mechanismus.

Atriales natriuretisches Peptid

Es wird von Herzmuskelzellen im rechten Vorhof (Atrium = Vorhof) gebildet und erhöht die Natriumausscheidung (Natriurese) in der Niere, dadurch wird der Blutdruck gesenkt.

Kinine

Hierbei handelt es sich um Gewebshormone, die örtlich begrenzt, zum Beispiel bei Entzündungen, die Gefäße erweitern.

Neuropeptide

Sie übertragen Informationen im Nervensystem und verändern Eigenschaften von Nervenzellen, einige verändern auch das Blutdruckverhalten.

Prostaglandine

Prostaglandine sind eine relativ umfangreiche Substanzgruppe, deren Vertreter nicht nur blutdruckwirksam sind, sondern bei vielen biologischen Prozessen eine Rolle spielen. Sie werden im Organismus aus mehrfach ungesättigten Fettsäuren, die mit der Nahrung zugeführt werden, gebildet und erklären damit, warum diese Fettsäuren eine präventive Wirkung auf das Herz-Kreislauf-System haben (siehe Seite 81).

_Definition des Bluthochdrucks (Hypertonie)

Wie bei fast allen biologischen Größen gibt es auch beim Blutdruck keine scharfe Grenze zwischen normalen und erhöhten Werten. Um aber über therapeutische Maßnahmen entscheiden zu können, muss man Grenzwerte festlegen. Deshalb haben internationale Expertengruppen der Weltgesundheitsorganisation und der Fachgesellschaften (1, 2) altersunabhängige Blutdruckbereiche sowie die Grenzen zwischen normal und erhöht definiert (Tabelle 1).

Diese Werte werden durch Resultate umfangreicher Untersuchungen der Zusammenhänge zwischen Blutdruckhöhe und der Häufigkeit von hochdruckbedingten Komplikationen bzw. der Lebenserwartung in der Bevölkerung begründet. Das Risiko, einen Schlaganfall oder eine andere Herz-Kreislauf-Krankheit zu bekommen, ist oberhalb der Grenzwerte erhöht und nimmt mit einem weiteren Anstieg deutlich zu.

Zu niedriger Blutdruck kann auch Ausdruck ernster Erkrankungen sein, zum Beispiel einer Unterfunktion der Nebennieren. Diese Ursachen sind durch entsprechende medizinische Untersuchungen auszuschließen.

Blutdruckwerte, die systolisch 140 mm Quecksilbersäule (Hg) und mehr und/oder diastolisch 90 mm Hg und mehr betragen, sind also erhöht. Ein Bluthochdruck liegt erst dann vor, wenn mehrfache Messungen (mindestens drei an zwei verschiedenen Tagen) unter Ruhebedingungen über diesem Grenzwert liegen.

Blutdruckbereich	systolisch	diastolisch
in der Arztpraxis		
optimal	< 120	< 80
normal	< 130	< 85
hoch-normal	130 - 139	85 - 89
leichte Hypertonie (Schweregrad 1)	140 - 159	90 - 99
mittelschwere Hypertonie (Schweregrad 2)	160 - 179	100 - 109
schwere Hypertonie (Schweregrad 3)	≥ 180	≥ 110
Selbstmessung und Tagesmittelwert der 24-Stundenmessung		
normal	< 135	< 85

Tabelle 1: Blutdruckbereiche in mm Hg

(Wenn systolischer und diastolischer Blutdruck bei einer Person in unterschiedliche Bereiche fallen, sollte der höhere Anwendung finden).

Werte unter 140 mm Hg bzw. unter 90 mm Hg sind normal; als optimale Werte werden Blutdruckwerte von 120/80 mm Hg und niedriger angesehen.

Andere Grenzwerte gelten, wie aus der Tabelle ersichtlich ist, wenn man den Blutdruck selbst zu Hause misst oder eine 24-Stunden Blutdruckmessung durchführt.

Wo liegt die untere Grenze für das normale Blutdruckverhalten? Hier ist es problematisch, einen Grenzwert anzugeben, da ständig niedrige Blutdruckwerte bei völlig beschwerdefreien und leistungsfähigen Personen keinen Krankheitswert besitzen und nicht wie der unbehandelte chronisch erhöhte Blutdruck zu Komplikationen führen, sondern sogar eine günstige Prognose bedeuten.

Entstehen durch ständig niedrigen Blutdruck (unter 100 mm Hg systolisch) Beschwerden, wie Kopfschmerzen, eingeschränktes Leistungsvermögen, Schwindel, Müdigkeit, spricht man von einer **Hypotonie**. Dann kann eine ärztliche Behandlung erforderlich sein, die vor allem Empfehlungen zur Lebensführung und zur Übungs- und Physiotherapie beinhaltet.

Ein akuter Blutdruckabfall tritt nach schweren Blutverlusten auf und kann auch nach anderen bedrohlichen Erkrankungen, wie zum Beispiel dem Herzinfarkt, beobachtet werden. Er führt zur Minderdurchblutung lebenswichtiger Organe, wie des Gehirns und der Nieren, und ist deshalb immer als ernst zu bewerten.

Ein kurzzeitiger Blutdruckabfall kann allerdings auch unter bestimmten Bedingungen, wie schnellem Aufrichten, hohen Umgebungstemperaturen oder anderen ungünstigen Umständen, bei Personen mit labilem Blutdruckverhalten auftreten und führt dann infolge einer kurzzeitigen Minderversorgung des Gehirns mit Blut zum Schwarzwerden vor den Augen und zur Ohnmacht. Durch Lagerung in waagerechter Position werden die Beschwerden in der Regel sofort beseitigt.

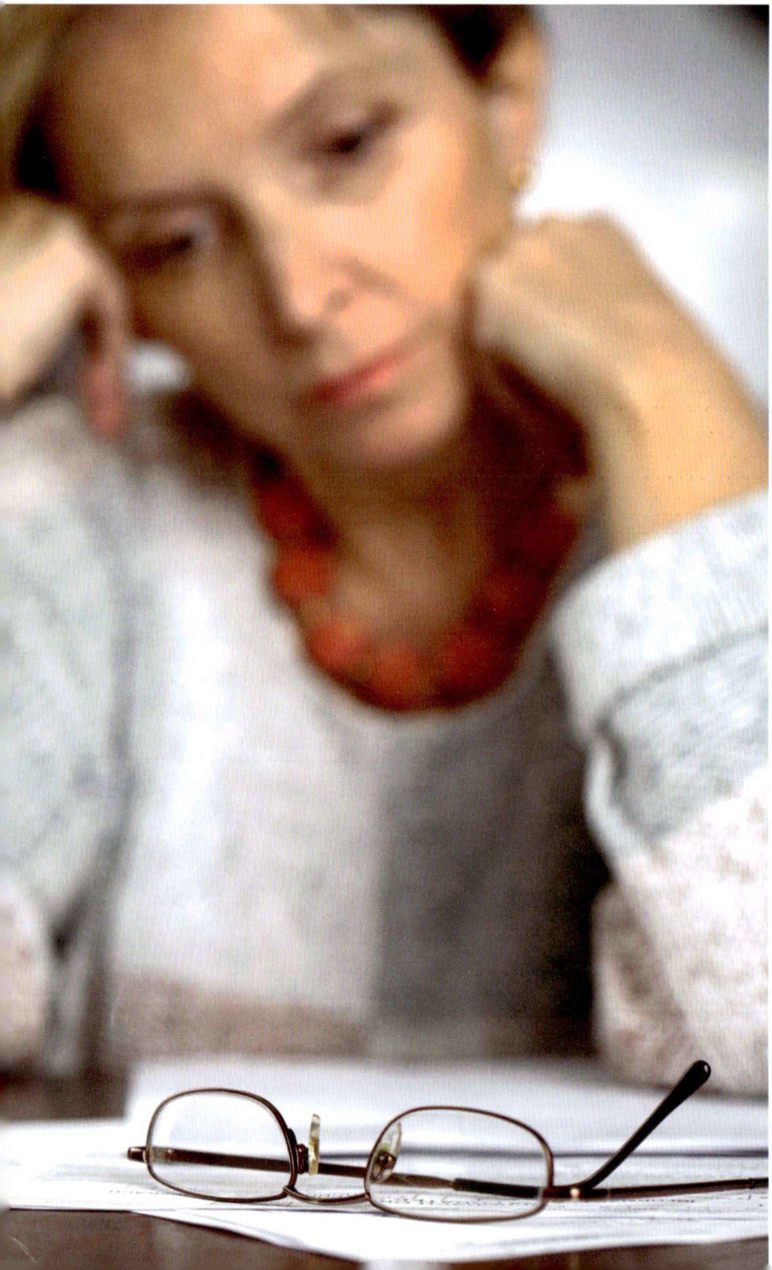

_Ursachen des Bluthochdrucks

Das Entstehen einer Hypertonie ist ein komplexer Vorgang. Die Ausführungen zur normalen Blutdruckregulation haben gezeigt, dass mehrere miteinander gekoppelte Funktionssysteme, die verschiedene Organe einbeziehen, an der Blutdruckregulation beteiligt sind. So können Veränderungen im Gehirn, in der Niere, in der Nebenniere und natürlich auch am Herz-Kreislauf-System selbst zu Bluthochdruck führen.

In der Regel sind schon am Entstehungsprozess mehrere Faktoren beteiligt. Sie bewirken am Herz-Kreislauf-System eine Fehlregulation durch *Engstellung der kleinen Arterien oder auch durch beschleunigte Blutzirkulation infolge einer unökonomisch erhöhten Arbeitsweise des Herzens.* Beide Vorgänge können sich vor allem in einer Erhöhung des Blutdrucks äußern.

Primäre und sekundäre Hypertonie

Erkenntnisse aus der medizinischen Forschung der letzten Jahre haben zu einem besseren Verständnis der Ursachen und der Entstehungsmechanismen der Hypertonie beigetragen. Die Situation wird dadurch kompliziert, dass an der Blutdruckregulation viele körpereigene Regelsysteme beteiligt sind. So können sehr unterschiedliche Veränderungen oder Störungen der Regulation den Blutdruck dauerhaft erhöhen bzw. die Reaktion auf Umweltfaktoren wie Kochsalzzufuhr oder Stress verändern. Man weiß heute sicher, dass Hypertonie auslösende Reaktionsweisen vererbt werden. Bei der sogenannten *primären oder essenziellen Hypertonie*, die bei über 90 Prozent der Hochdruckkranken diagnostiziert wird, trifft das besonders zu. Der Arzt stellt der *primären* die *sekundäre Hypertonie* gegenüber, bei der eine lokalisierte Organerkrankung, zum Beispiel der Nieren oder der Nebennieren, als Ursache der chronischen Blutdruckerhöhung anzunehmen ist. Aber auch im Verlauf der sekundären Hypertonie werden die anderen an der Blutdruckregulation beteiligten Organe einbezogen und beeinflusst.

Faktoren, die zur Hypertonie führen oder zur Blutdruckerhöhung beitragen

Kochsalz

Große Bedeutung für die Blutdruckregulation hat das Kochsalz (Natriumchlorid). Offensichtlich können auch Veränderungen im Natriumstoffwechsel zu einer Hypertonie führen. Ein erhöhter Natriumbestand im Organismus bedeutet gleichzeitig, dass die Wasserausscheidung durch die Nieren vermindert und damit Flüssigkeit im Gewebe angereichert wird. Gemeinsam mit der erhöhten Empfindlichkeit der Blutgefäße gegenüber gefäßverengenden Reizen rufen diese Veränderungen eine Erhöhung des Blutdrucks hervor. Diese Beziehungen zwischen Kochsalz und der Entstehung des Hochdrucks können durch eine Reihe von Forschungsergebnissen belegt werden.

Im Tierversuch führt eine chronische Salzbelastung unter bestimmten Bedingungen zu Bluthochdruck. Auf die Beziehungen zwischen Kochsalzverbrauch und Hypertoniehäufigkeit in Bevölkerungsgruppen wird auf Seite 38 eingegangen.

Interessant ist in diesem Zusammenhang, dass bei der Untersuchung von Patienten mit erhöhtem Blutdruck ein erhöhter »Salzappetit« nachzuweisen war. Unter standardisierten vergleichbaren Bedingungen verbrauchten Hypertoniker mehr Kochsalz als Personen mit normalem Blutdruckverhalten.

Schließlich führt bei Hochdruckkranken die Reduktion der Kochsalzzufuhr zu einer Blutdrucksenkung, eine Tatsache, die therapeutisch genutzt wird.

Die Reaktion von Personen auf eine Kochsalzzufuhr ist allerdings unterschiedlich; während ein Teil mit Blutdruckerhöhung reagiert, bleibt bei anderen der Blutdruck unverändert. Insofern unterscheidet man zwischen salzempfindlichen (sensitiven) und salzunempfindlichen (resistenten) Personen (siehe Seite 33).

Übergewicht

Etwa 50 Prozent der Übergewichtigen haben einen zu hohen Blutdruck – oder – viele Hochdruckkranke sind übergewichtig. Vor allem bei jugendlichen Hochdruckkranken spielt das zu hohe Körpergewicht eine ursächliche Rolle. Ähnlich wie beim Bluthochdruck gibt es Familien, in denen Übergewicht häufig ist und fast alle Mitglieder betroffen sind. Auch dafür scheint zum Teil – bei etwa 40 Prozent der Betroffenen – Veranlagung, also Vererbung verantwortlich zu sein. Zum größeren Teil sind es aber die gemeinsamen Ernährungsgewohnheiten und -traditionen, die das familiäre Gewichtsverhalten prägen. Neben der zu hohen Kalorienzufuhr fördert auch der erhöhte Kochsalzverbrauch das Übergewicht durch zusätzliche Wassereinlagerung. Dazu kommt, dass bei Adipositas die Kochsalzausscheidung in der Niere gestört ist.

Das Übergewicht zu verringern, ist eine der wichtigsten Möglichkeiten, den Blutdruck zu senken.

Bewegungsmangel

Sowohl die Entstehung des Bluthochdrucks als auch des Übergewichts wird durch zu wenig körperliche Aktivität gefördert. Regelmäßige sportliche Betätigung – gerade im jugendlichen und mittleren Lebensalter – senkt den Blutdruck, unterstützt die Gewichtsabnahme, wenn erforderlich und erhöht das allgemeine Wohlbefinden und die Leistungsfähigkeit. Die Lebenserwartung wird unabhängig vom Blutdruckverhalten erhöht.

Alkohol

Wenn Sie ein alkoholisches Getränk zu sich nehmen, sinkt der Blutdruck durch die gefäßerweiternde Wirkung des Alkohols. Anders ist es, wenn Alkohol regelmäßig in größeren Mengen konsumiert wird. Neben der Schädigung anderer Organsysteme wie zum Beispiel des Nervensystems, der Leber und der Bauchspeicheldrüse führt Alkoholmissbrauch zur Hypertonie. Vor allem bei Männern ist ein übermäßiger Alkoholkonsum eine der häufigsten Ursachen für Bluthochdruck.

Stress

Der Begriff Stress (engl. Schlag, Stoß) wurde von dem kanadischen Arzt und Wissenschaftler Hans Selye für eine bestimmte Reaktion des Organismus geprägt. Bei Einflüssen sehr unterschiedlicher Art, wie Verletzungen, übermäßigen Anstrengungen, Lärmeinwirkung, bei psychisch wirksamen Faktoren wie Angst, bei Erwartungshaltung, bei starker Erregung, bei Krankheiten kommt es zu einer gleichartigen unspezifischen Grundreaktion des Körpers, die alle Möglichkeiten der Abwehr mobilisiert und auch die Anpassung (Adaptation) einschließt. Daran sind vor allem das Gehirn, die Hirnanhangdrüse (Hypophyse) und die Nebenniere beteiligt. Die Leistung wichtiger Körperfunktionen wird unmittelbar erhöht, Puls und Blutdruck steigen an; wird der Stress aber chronisch, kann die ursprünglich wichtige und nützliche Akutreaktion unter bestimmten Bedingungen sogar den eigenen Organismus, den sie eigentlich schützen soll, ungünstig beeinflussen und schädigen.

Der Anstieg von Puls und Blutdruck ist auf die Abgabe von blutdruckwirksamen Stoffen, insbesondere des Adrenalins und Noradrenalins sowie des Nebennierenrindenhormons Cortisol in die Blutbahn zurückzuführen.

Besondere Bedeutung – gerade für das Entstehen von Herz-Kreislauf-Krankheiten – wird heute dem *psychischen Stress* beigemessen.

Das Reiz- und Informationsangebot aus der Umwelt an den Organismus, mit dem er sich auseinandersetzen muss, hat in den letzten Jahrzehnten rasant zugenommen. Beispiele dafür sind der Straßenverkehr, das Fernsehen, das Internet, die ständige Erreichbarkeit durch das Handy, die Zunahme der Lärmbelastung und ähnliche Faktoren.

Stress ist nicht grundsätzlich schädlich, denn er ist wichtig für die Entwicklung des Organismus in der Auseinandersetzung mit der Umwelt. Versuche am Tier haben gezeigt, dass völlige Ruhe und fehlende Stressfaktoren die körperliche Entwicklung hemmen und die Widerstandsfähigkeit herabsetzen. Psychischer Stress kann die Leistungsfähigkeit des Menschen erhöhen und braucht keinesfalls zu Folgeerkrankungen, wie beispielsweise zu chronisch erhöhtem Blutdruck, zu führen. Welches Ergebnis eintritt, ist einerseits von der Art und Stärke der Stressfaktoren abhängig, zum anderen von der besonderen Reaktionsweise des Organismus, auf den er einwirkt. Setzt man völlig Gesunde psychischem Stress aus (als Modell wurde das Lösen von Rechenaufgaben unter Zeitdruck benutzt), steigt der Blutdruck an und kehrt nach kurzer Zeit wieder zu normalen Werten zurück.

Führt man die gleiche Untersuchung bei einem jungen Patienten durch, der eine leichte Form der primären bzw. essenziellen Hypertonie aufweist, das heißt, dessen Blutdruckwerte nur gering erhöht, unter Ruhebedingungen sogar normal sind, kommt es zu einer beträchtlich stärkeren Reaktion. Vor allem hält die Blutdrucksteigerung wesentlich länger an. Das gleiche gilt auch für die Zunahme der blutdruckaktiven Hormone im Blut und begleitende Veränderungen im Fett- und Zuckerstoffwechsel.

Das bedeutet, die gleiche psychische Belastungssituation wird unterschiedlich beantwortet; im zweiten Fall erfolgt eine falsche Reaktion, eine Fehlanpassung. Diese Reaktionsweise ist sehr wahrscheinlich schon vorhanden, bevor das Krankheitsbild Bluthochdruck ausgebildet ist. Es ist anzunehmen, dass sie zum einen Teil vererbt wird, zum anderen in der Entwicklung des Menschen, eventuell schon in der Kindheit herausgebildet werden kann.

Verantwortlich für dieses falsche »Verstehen« von Informationen und das übernormale Reagieren ist das Gehirn; über die dargestellten Funktionskreise im Organismus werden andere blutdruckregulierende Faktoren mit einbezogen.

Gestörte Funktion von Kreislaufzentren und Drucksensoren

Signale aus dem Zentralnervensystem zum Herzen und den Blutgefäßen werden über Kreislaufzentren vermittelt, die ebenfalls im Gehirn liegen. Sie wirken als Schalt- und Überwachungszentralen. Wenn der Sollwert des Blutdrucks zu hoch eingestellt ist (eventuell eine anlagebedingte Entwicklung), wird der Blutdruck zu hoch eingeregelt. Eine andere Möglichkeit für das Entstehen des Hochdrucks ist ein Verlust an Empfindlichkeit im Bereich der Messfühler, der Barorezeptoren.

Die Barorezeptoren reagieren auf die Dehnung der Blutgefäßwand durch Druckanstieg. Haben die Gefäße, zum Beispiel die Aorta oder die Halsarterien, als Folge arteriosklerotischer Veränderungen ihre Elastizität verloren, reagieren die Rezeptoren nicht, »melden zu niedrige Messwerte an die Zentrale« und lösen damit eine Hochregelung des Blutdrucks aus.

Wird Bluthochdruck vererbt?

Der deutsche Arzt Wilhelm Weitz veröffentlichte 1923 die Ergebnisse von Familienuntersuchungen, in denen er eine Gruppe von Hypertoniepatienten mit anderen Patienten verglich, bei denen der Blutdruck normal war (3). Er konnte zeigen, dass bei den Eltern und den Geschwistern der Bluthochdruckkranken der Blutdruck deutlich häufiger erhöht war als in der Vergleichsgruppe. Weitz schloß daraus, dass Bluthochdruck vererbt wird.

Es könnte aber auch sein, dass das gehäufte Vorkommen von Bluthochdruck in einer Familie durch *gemeinsame hochdruckfördernde Lebens- und Essgewohnheiten* (zum Beispiel hoher Kochsalzverbrauch, Überernährung) erklärbar ist.

Um den Anteil der Umweltfaktoren und der genetischen Einflüsse beurteilen zu können, bieten Untersuchungen an Zwillingen besonders gute Voraussetzungen und zwar der Vergleich zwischen eineiigen und zweieiigen Zwillingen. Eineiige Zwillinge entstehen durch die Teilung einer befruchteten Eizelle in zwei Embryos und besitzen gleiche Gene. Wenn zwei Eizellen zur gleichen Zeit oder kurz hintereinander befruchtet werden und sich gleichzeitig in der Gebärmutter entwickeln, handelt es sich um zweieiige Zwillinge. Bei ihnen stimmen wie bei anderen Geschwistern etwa 50 Prozent der Gene überein. Sowohl eineiige als auch zweieiige Zwillinge wachsen im Regelfall unter gleichen Bedingungen – zuerst in der Gebärmutter, später im familiären Umfeld – heran.

Blutdruckunterschiede sind also bei eineiigen Zwillingen nicht auf genetische Unterschiede, sondern auf äußere Einflüsse zurückzuführen; bei zweieiigen Zwillingen können sowohl genetische Unterschiede als auch äußere Faktoren wirksam sein.

Die Abbildungen 6 und 7 zeigen den Vergleich zwischen den Blutdruckwerten eineiiger und zweieiiger Zwillingspaare, die in einer Berliner Studie an 202 Zwillingspaaren gemessen wurden (4). Liegen die Werte auf der Korrelationsgeraden, sind sie bei beiden Zwillingen gleich. Es ist unschwer zu erkennen, dass bei eineiigen Zwillingen die Punkte näher an der Korrelationsgeraden liegen als bei zweieiigen. Mathematisch läßt sich die Beziehung zwischen den eineiigen einerseits und den zweieiigen andererseits mit dem Korrelationskoeffizienten ausdrücken. Dieser wäre bei völliger Übereinstimmung bei allen Zwillingspaaren 1,00. In dieser Untersuchung beträgt er 0,82 für die eineiigen und 0,47 für die zweieiigen Zwillinge. Je kleiner der Koeffizient ist, umso geringer ist die Übereinstimmung, also sind die Blutdruckunterschiede – wie schon die Abbildungen zeigen – bei eineiigen Zwillingspaaren deutlich niedriger als bei zweieiigen. Da bei eineiigen Zwillingen die Blutdruckdifferenz lediglich durch Umweltfaktoren, bei zweieiigen durch umwelt- und genetische Faktoren hervorgerufen wird, belegen die Ergebnisse die Vererbung der Blurdruckverhaltens.

Durch die mathematische Analyse

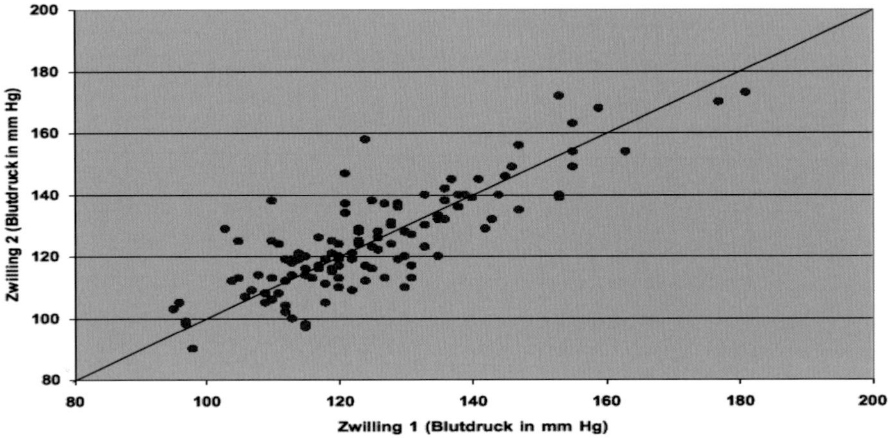

von Zwillingsstudien und von Familien, in denen gehäuft Bluthochdruck auftritt, hat man versucht, den genetischen Anteil bei der Entstehung von Bluthochdruck zu schätzen. Untersucht wurden Familien, in denen adoptierte und eigene Kinder gemeinsam aufwuchsen (also in der gleichen Umwelt, aber unterschiedlichen genetischen Voraussetzungen). Der Anteil beträgt etwa 40 bis 60 Prozent.

Vererbt wird nicht die Krankheit, sondern eine besondere Reaktionsweise bzw. Empfindlichkeit (Sensitivität) gegenüber Hypertonie auslösenden Umweltfaktoren wie Kochsalz oder auch Stress.

Wenn also einer Gruppe von Menschen eine kochsalzreiche Nahrung zugeführt wird, reagieren nur einige mit erhöhtem Blutdruck. Man charakterisiert sie deshalb als salzempfindlich oder auch salzsensitiv. Andere können ihren Kochsalzkonsum steigern und der Blutdruck bleibt normal – sie sind also salzunempfindlich oder auch salzresistent. Die Salzempfindlichkeit könnte also ein Faktor im genetischen Hintergrund der Hypertonie sein. Bei Hochdruckkranken oder bei Mitgliedern von Familien (vor allem bei den Kindern), in denen die Hypertonie gehäuft vorkommt, wird man also deshalb in jedem Fall eine kochsalzarme Ernährung empfehlen.

Nach den Forschungsergebnissen von Wilhelm Weitz hatte man vermutet, dass *ein Gen* für die Vererbung der Hypertonie verantwortlich ist. Heute wissen wir, dass *eine Vielzahl von Genen* zur Entwicklung einer primären Hypertonie beitragen kann und bezeichnen sie deshalb als polygene Erkrankung.

Inzwischen kennen wir die chemische Struktur des menschlichen Genoms als

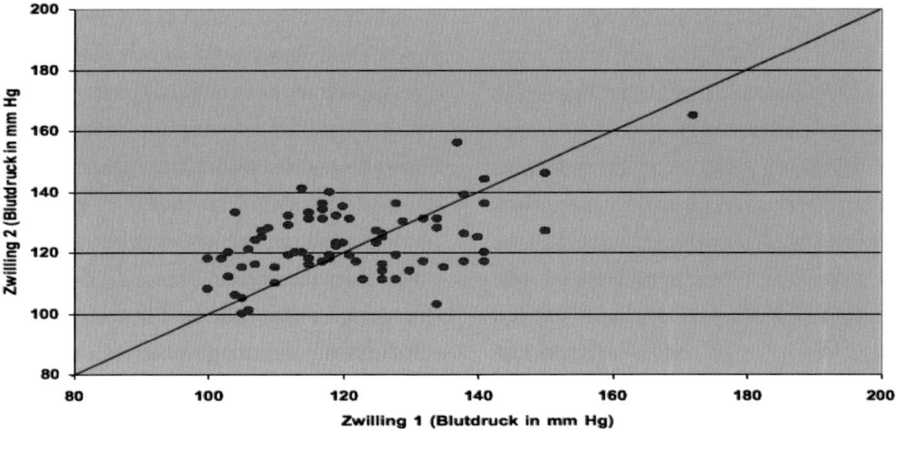

Hypertonie in der Schwangerschaft

Nach diesen typischen Beispielen für die sekundäre Hypertonie, sei noch auf zwei wichtige Möglichkeiten hingewiesen, wie Hypertonie entstehen kann. Beide sind mit hormonellen Umstellungen beim weiblichen Geschlecht verbunden und zwar während der Schwangerschaft und bei der Anwendung von Ovulationshemmern, der »Pille«.

Bei Frauen tritt die Hochdruckkrankheit häufig erstmals während der Schwangerschaft auf. Geschieht das in den ersten drei Monaten, so kann die Hypertonie Ausdruck einer bisher nicht erkannten Nierenerkrankung oder einer noch nicht festgestellten Neigung zum Bluthochdruck sein, die sich unter dieser Belastungssituation für den weiblichen Organismus erstmalig manifestiert.

Regelmäßige ärztliche Untersuchungen während der Schwangerschaft sorgen dafür, dass eine Blutdruckerhöhung schnell festgestellt wird. Es folgen die diagnostische Klärung, die Empfehlung nichtmedikamentöser blutdrucksenkender Maßnahmen und, wenn erforderlich, eine Arzneimittelbehandlung. Gerade »unter anderen Umständen« ist es besonders wichtig, geeignete, während der Schwangerschaft mögliche, nicht medikamentöse Maßnahmen auszuschöpfen.

Einen anderen Entstehungsmechanismus hat die Ausbildung eines Hochdrucks gegen Ende der Schwangerschaft. Er ist auf die veränderte hormonelle Situation während der Schwangerschaft zurückzuführen. Dieser als Eklampsie bezeichnete Zustand muss intensiv behandelt werden, denn er kann den Geburtsverlauf komplizieren.

In der überwiegenden Zahl der Fälle normalisiert sich der Blutdruck nach der Geburt des Kindes. Das Blutdruckverhalten muss aber unbedingt weiter kontrolliert werden.

Schilddrüsenerkrankungen

Eine Überfunktion der Schilddrüse kann zur Blutdruckerhöhung führen. Mit der Normalisierung der Schilddrüsenfunktion sinkt auch der Blutdruck.

Schlaf-Apnoe-Syndrom (siehe Seite 43)

Hypertonie durch Medikamente

Einige Arzneimittel, die zur Behandlung anderer Erkrankungen angewendet werden, können den Blutdruck erhöhen und zu einer Hypertonie führen bzw. eine bestehende Hypertonie verschlimmern. Dazu gehören die sogenannten Kortikosteroide, das heißt Prednisolon und weitere Stoffe aus dieser Gruppe. Sie werden vor allem zur Behandlung von allergisch ausgelösten Krankheiten, von rheumatischen Erkrankungen und zur Unterdrückung immunologischer Abwehrreaktionen des Organismus, zum Beispiel nach einer Transplantation, eingesetzt. Kortikosteroide fördern als Nebenwirkung die Wasser- und Natriumanreicherung im Organismus und können so den Blutdruck steigern. Wie auf diese Nebenwirkung reagiert wird, muss in erster Linie der Arzt entscheiden. Oft ist die Weiterführung der Behandlung unumgänglich, wie zum Beispiel nach einer Transplantation. Ob das Medikament gewechselt werden kann oder eine zusätzliche Hochdrucktherapie in Kauf genommen werden muss, liegt wie gesagt in der Verantwortung des behandelnden Arztes.

Weitere Arzneimittel, die den Blutdruck erhöhen können, sind Medikamente, die zur Behandlung rheumatischer Erkrankungen angewendet werden wie zum Beispiel Indomethazin, Ibuprofen und Diclofenac. Sie können auch die Wirkung blutdrucksenkender Medikamente abschwächen. Hier kann das Problem meist durch Wechsel des Medikamentes gelöst werden.

Schließlich gibt es noch Arzneimittel, die stimulierend auf das sympathische Nervensystem wirken. Dazu gehören die nicht mehr verwendeten Appetitszügler, Ephedrin (zum Beispiel in Nasentropfen) und das aus der Drogenszene bekannte Kokain, das zu gefährlichen Blutdruckanstiegen führen kann.

Eine fragwürdige Bedeutung als Dopingmittel haben die anabolen **Steroide** erlangt. Auch sie können unter anderem eine Hypertonie auslösen.

Ähnlich ist **Epo**, das ebenfalls als Dopingmittel missbraucht wird, zu beurteilen. Epo oder Erythropoietin ist andererseits eines der wirksamsten Arzneimittel, um die Blutarmut bei chronischen Nierenkrankheiten zu korrigieren.

Ovulationshemmer

Die regelmäßige Einnahme von sogenannten Ovulationshemmern kann durch die hormonelle Umstellung zu einer Hypertonie führen. Nach sehr umfangreichen Untersuchungen nimmt man an, dass von etwa hundert Frauen, die regelmäßig Ovulationshemmer einnehmen, bei einer bis zweien Bluthochdruck entstehen kann. Obwohl der Anteil gering ist, sollte der Blutdruck bei dieser Tabletteneinnahme regelmäßig kontrolliert werden.

Ist bei einer Frau bereits eine Hypertonie bekannt, sollte sie sich mit ihrem Arzt beraten, welche Ovulationshemmer in Frage kommen, oder ob andere Methoden der Schwangerschaftsverhütung angewendet werden, da eine Verschlechterung der bestehenden Bluthochdruckkrankheit möglich ist.

Es sollen hier nicht alle blutdrucksteigernden Medikamente vollständig aufgezählt werden; es wird nur auf die wichtigsten Arzneimittelgruppen hingewiesen.

_Häufigkeit des Bluthochdrucks und seine Wechselwirkung mit anderen Risikofaktoren und Krankheiten

Die Angaben über die Häufigkeit des hohen Blutdrucks stammen aus epidemiologischen Studien. Die Epidemiologie untersucht an Bevölkerungsgruppen das Auftreten und die Häufigkeit von Krankheiten und Faktoren, die für das Entstehen und die Verbreitung dieser Erkrankungen wichtig sein können.

Hypertonie ist weltweit eine eine der häufigsten chronischen Erkrankungen. Nach Schätzungen ist etwa ein Viertel der Weltbevölkerung betroffen und die Häufigkeit wird noch zunehmen. Dabei gibt es große Unterschiede zwischen einzelnen Ländern und Bevölkerungsgruppen. Deutschland gehört zu den Ländern, in denen der Anteil von Bürgern mit erhöhtem Blutdruck besonders hoch ist. Ältere Menschen leiden häufiger darunter. Ab dem 50. Lebensjahr ist etwa jeder Zweite betroffen, aber auch bei Jüngeren müssen wir mit mehr als 15 bis 20 Prozent rechnen. Insgesamt schätzt man, dass in Deutschland etwa 35 Millionen Bürger mit hohem Blutdruck leben.

Bluthochdruck ist leicht erkennbar, durch die einfache und nicht belastende Blutdruckmessung. Dennoch müssen wir immer noch feststellen, dass in Deutschland ein Teil der Betroffenen nichts von seiner Krankheit weiß. Bei Männern ist der Informationsgrad noch schlechter als bei Frauen.

Die Mehrzahl der Hochdruckkranken befindet sich heute regelmäßig in Betreuung; aber nicht alle werden wirksam behandelt. Das liegt vor allem daran, dass die nicht medikamentösen Möglichkeiten zur Blutdrucksenkung – sowohl bei leichteren Formen ohne Medikamente als auch in Kombination mit Arzneimitteln – nicht ausreichend genutzt werden. Deshalb ist die Häufigkeit der Hypertonie in Deutschland bisher auch nicht zurückgegangen – und damit sind wir wieder bei den Faktoren, die die Entwicklung des erhöhten Blutdrucks begünstigen wie Kochsalzverbrauch, Übergewicht bzw. Überernährung, fehlende körperliche Bewegung und Reizüberflutung.

Jeder Bürger sollte heute seinen Blutdruck – wie sein Körpergewicht – kennen!

Den Zusammenhang zwischen Kochsalzverbrauch und Blutdruckverhalten hat unter anderem die internationale Intersaltstudie belegt (5). An dieser großen internationalen Studie aus den Jahren 1986 bis 1989 waren 32 Länder beteiligt waren, etwa 10 000 Personen wurden untersucht. Dabei wurden der Blutdruck und die tägliche Natriumausscheidung als Maß für die Kochsalzzufuhr gemessen. Außerdem ermittelte man das Körpergewicht, den Alkoholverbrauch und weitere Befunde. Es zeigte sich, dass eine gesicherte Beziehung zwischen dem Kochsalzverbrauch und dem systolischen Blutdruck, aber auch mit dem altersabhängigen Blutdruckanstieg besteht. Ebenso konnte bewiesen werden, dass höherer Alkoholverbrauch und höheres Körpergewicht die Blutdruckwerte steigen lassen.

Trotz dieser Erkenntnisse müssen wir leider feststellen, dass sich das Verhalten der Bevölkerung nicht verändert hat. Der Anteil übergewichtiger Personen hat in Deutschland sogar zugenommen (6).

Meistens ist nicht nur der Blutdruck erhöht – weitere Risikofaktoren

Nicht nur der hohe Blutdruck ist für das Herz-Kreislauf-System gefährlich. In epidemiologischen Studien hat man analysiert, wodurch sich Personen, die in einer definierten Zeit einen Herzinfarkt erleiden, an Durchblutungsstörungen oder einem Schlaganfall erkranken, von gleichaltrigen Personen unterscheiden, die nicht erkranken. Besonders aufschlussreich waren dafür die Resultate einer inzwischen klassischen epidemiologischen Studie. Sie wurde im Jahr 1948 in Framingham, einer mittelgroßen Stadt in den USA, an ca. 5000 Einwohnern begonnen und analysiert über einen Zeitraum von 50 Jahren, was mit diesen Bürgern und ihren Kindern geschieht (7).

Es sind vor allem drei Faktoren, die das Risiko, eine solche Erkrankung zu bekommen, erheblich steigern:

1. erhöhter unbehandelter Blutdruck,
2. das Rauchen,
3. erhöhte Cholesterin-Konzentration im Blut.

Rauchen

Rauchen ist eine der wichtigsten Einzelursachen, die Krankheitshäufigkeit und Sterblichkeit erhöht und die Lebenserwartung senkt. Etwa 33 Prozent der Männer und 22 Prozent der Frauen rauchen in Deutschland. Bei Rauchern treten Herz-Kreislauf-Krankheiten in der Regel 10 Jahre früher auf. Daran ist nicht nur das Nikotin schuld, sondern zahlreiche weitere Inhaltsstoffe, die sogenannte freie Radikale bilden (siehe Seite 44), die Verklumpung der Blutplättchen und die Entstehung der Arteriosklerose fördern sowie krebserregend wirken. Durch den Verbrennungsprozess beim Rauchen jeder Zigarette wird Kohlenmonoxid produziert, das die Transportfähigkeit des Blutes für Sauerstoff einschränkt und damit die Sauerstoffversorgung des Gewebes behindert.

Beim Rauchen werden Puls und Blutdruck erhöht. Wer einen hohen Blutdruck hat und raucht, besitzt ein potenziertes Gefäßrisiko. Seine Gefährdung, einen Herzinfarkt, einen Schlaganfall oder eine andere Gefäßerkrankung zu bekommen, übersteigt also die Summe des Hochdruck- und des Raucherrisikos.

Cholesterin und Fettstoffwechselstörungen

Zu viel Cholesterin im Blut stellt einen Risikofaktor erster Ordnung für die Entstehung von Herz-Kreislauf-Krankheiten, insbesondere der Durchblutungsstörungen des Herzens, die zum Infarkt führen, aber auch des Schlaganfalls dar. Hohes Cholesterin und Bluthochdruck gemeinsam erhöhen das Herz-Kreislauf-Risiko deutlich. Der ungünstige Effekt beider Faktoren addiert sich nicht nur, sondern vervielfacht sich. Zusätzliches Zigarettenrauchen versiebenfacht das Risiko (Abbildung 8).

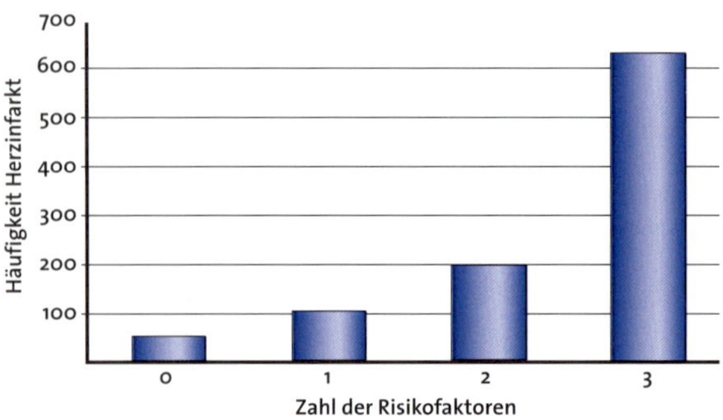

Abbildung 8: Verstärkung des Herzinfarktrisikos durch Kombination von Risikofaktoren

Deshalb ist die Cholesterinbestimmung bei Hochdruckkranken unerlässlich. Dabei wird eine Differenzierung in das sogenannte *HDL-Cholesterin (das »gute« Cholesterin) und LDL-Cholesterin (das »böse« Cholesterin)* vorgenommen. *HDL- und LDL-* stehen für *»high-density-lipoprotein«* und *»low-density-lipoprotein«* und entsprechen der Bindung an unterschiedliche Trägereiweiße, mit denen das Cholesterin im Blut transportiert wird.

Drei Faktoren, die das Risiko für Herzkreislaufkrankheiten erheblich steigern:

1. erhöhter unbehandelter Blutdruck,
2. das Rauchen,
3. eine erhöhte Cholesterin-Konzentration im Blut.

Cholesterin ist ein lebenswichtiger Baustein für den menschlichen Organismus, sowohl für Bestandteile der Körperzelle als auch für die Synthese von Hormonen. Es wird sowohl im menschlichen Körper synthetisiert als auch mit der Nahrung aufgenommen. Cholesterin kann aber auch schädlich sein, wenn die Konzentration im Blut zu hoch ist und zwar die des LDL-Cholesterins. LDL-Cholesterin reagiert dann mit der Gefäßwand, dem Endothel (siehe Seite 44) und führt zu arteriosklerotischen Veränderungen. Besonders aktiv ist oxidiertes LDL-Cholesterin, das unter der Einwirkung von freien Radikalen entsteht. Im Gegensatz zum LDL-Cholesterin hat das HDL-Cholesterin eine Gefäßschutzfunktion, da Cholesterin in dieser Form in die Leber transportiert und abgebaut wird.

Sowohl die Senkung der Cholesterinzufuhr durch eine Veränderung der Ernährungsgewohnheiten, als auch eine Hemmung der Cholesterinsynthese im Organismus mit Hilfe von Medikamenten können den Cholesterinspiegel beeinflussen.

Da Bluthochdruck und Cholesterinerhöhung sehr häufig gleichzeitig auftreten, werden auch in unseren Empfehlungen Blutdruck- und Cholesterinsenkung Teile einer einheitlichen Ernährungsempfehlung sein.

Neben den drei Hauptrisikofaktoren gibt es Begleitkrankheiten und weitere Faktoren bei der Behandlung des Bluthochdrucks, die das Risiko ebenfalls deutlich erhöhen (Abbildung 9).

Zuckerkrankheit (Diabetes mellitus)

Wir unterscheiden drei Typen der Zuckerkrankheit. *Typ I-Diabetes* ist durch Insulinmangel gekennzeichnet und tritt bereits im Kindes- oder jugendlichen Alter auf. *Typ II-Diabetes* entwickelt sich im Erwachsenenalter, meist bei Älteren und beruht auf einer verminderten Empfindlichkeit gegenüber Insulin.

Weiterhin wird zwischen dem *Typ IIA* und *IIB* unterschieden. *Typ IIA* ist normal-, *Typ IIB* übergewichtig.

Zwischen Bluthochdruck und Zuckerkrankheit bestehen enge Beziehungen in den Mechanismen der Krankheitsentstehung. Die Veranlagung für beide Erkrankungen hat zum Teil die gleichen genetischen Ursachen; das Hormon Insulin, das beim Diabetes mellitus eine zentrale Rolle spielt, ist auch beim Bluthochdruck in seiner Wirkung eingeschränkt, die Gewebe sind wie beim Typ II-Diabetes weniger empfindlich gegenüber dem blutzuckersenkenden Hormon. Deshalb gibt es beim Hochdruckkranken häufiger

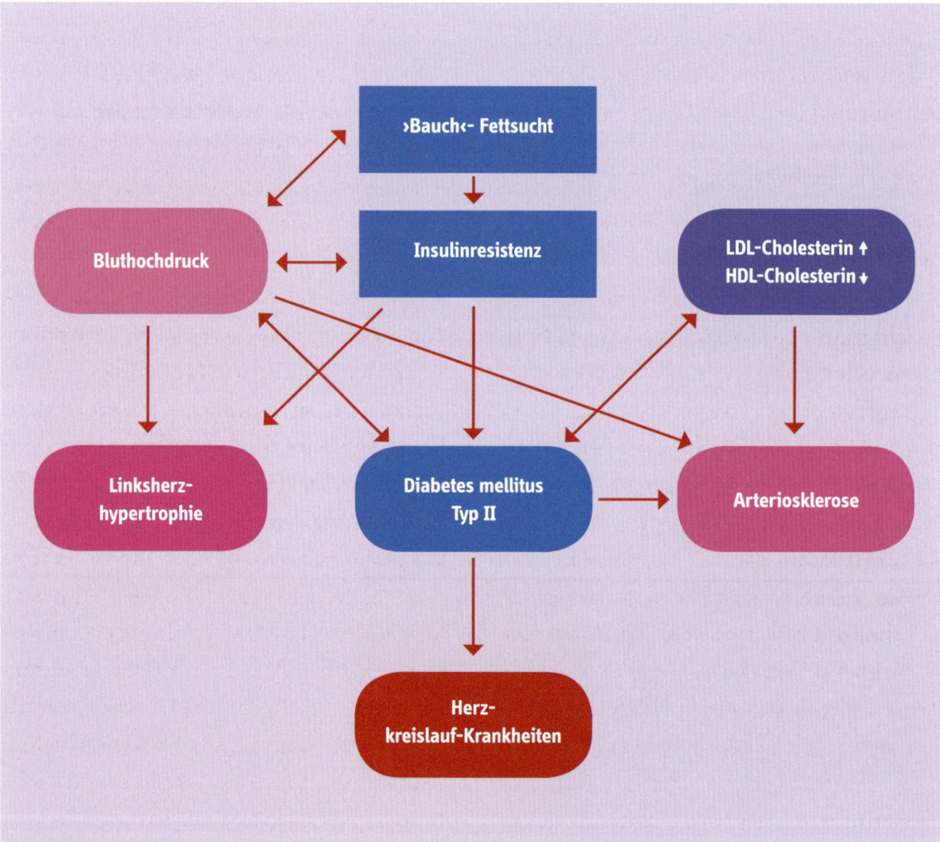

Abbildung 9: Gestörter Stoffwechsel und erhöhter Blutdruck als Risiko für Herz und Gefäße

Zuckerstoffwechselstörungen und Diabetiker haben häufig eine Hypertonie.

Da das Körpergewebe weniger gut auf Insulin reagiert, ist der Insulinspiegel im Blut im Gegensatz zum Typ I-Diabetes gegenregulatorisch erhöht.

Der Diabetiker mit Bluthochdruck ist ganz besonders durch Herz-Kreislauf-Krankheiten, durch Durchblutungsstörungen am Herzen und den Nieren gefährdet. Deshalb muss man bei ihm den Blutdruck unbedingt normalisieren. Das ist fast wichtiger als die Normalisierung des Blutzuckers.

Stoffwechsel-Syndrom

Wenn gleichzeitig Bluthochdruck, eine Fettstoffwechselstörung, Übergewicht und ein Diabetes mellitus besteht, spricht man von einem Wohlstands-Syndrom oder auch einem metabolischen (= Stoffwechsel-) Syndrom, plakativer vom »tödlichen Quartett«. Der Ausdruck Wohlstands-Syndrom stammt aus einer Zeit, in der man reichliches Essen noch mit Wohlstand gleichsetzte.

Die heute übliche Bezeichnung ist metabolisches Syndrom. In manchen Definitionen wird auch noch die Gicht (Harnsäure-Erhöhung) als fünfter Bestandteil dazu gerechnet. Ursachen dafür sind vor allem Überernährung, fehlende körperliche Bewegung und die bereits beschriebene Stoffwechselstörung durch verminderte Empfindlichkeit gegenüber Insulin. Betroffene haben ein besonders hohes Risiko, einen Herzinfarkt oder eine andere Herz-Kreislauf-Krankheit zu erleiden.

Schlaf-Apnoe-Syndrom.

Menschen mit Bluthochdruck schnarchen häufiger solche mit normalem Blutdruck. Das hängt meistens mit dem gleichzeitig vorhandenen Übergewicht zusammen. Männer schnarchen auch häufiger als Frauen. Gefährlich ist das Schnarchen, wenn es zu Atemstörungen führt, das heißt, wenn die Atmung unregelmäßig wird und längere Zeit aussetzt. Wenn solche Atempausen zehn Sekunden oder mehr dauern, spricht man von einer Apnoe. Treten solche Apnoe-Perioden häufiger auf, kann es zur Sauerstoffunterversorgung und zu einer Schädigung des Gehirns kommen. Menschen mit einem Schlaf-Apnoe-Syndrom haben oft erhöhte nächtliche Blutdruckwerte. Durch den gestörten Schlaf klagen sie tagsüber über Müdigkeit, mangelnde Leistungsfähigkeit und Einschlafneigung. Die Apnoe-Phasen werden durch ein zu hohes Körpergewicht, durch Alkohol und Rauchen begünstigt.

Beim Schlaf-Apnoe-Syndrom sollte deshalb der Blutdruck optimal eingestellt werden; gleichzeitig ist es wichtig das Gewicht zu normalisieren. Abends sind nur kleine Mengen Alkohol erlaubt, eventu-

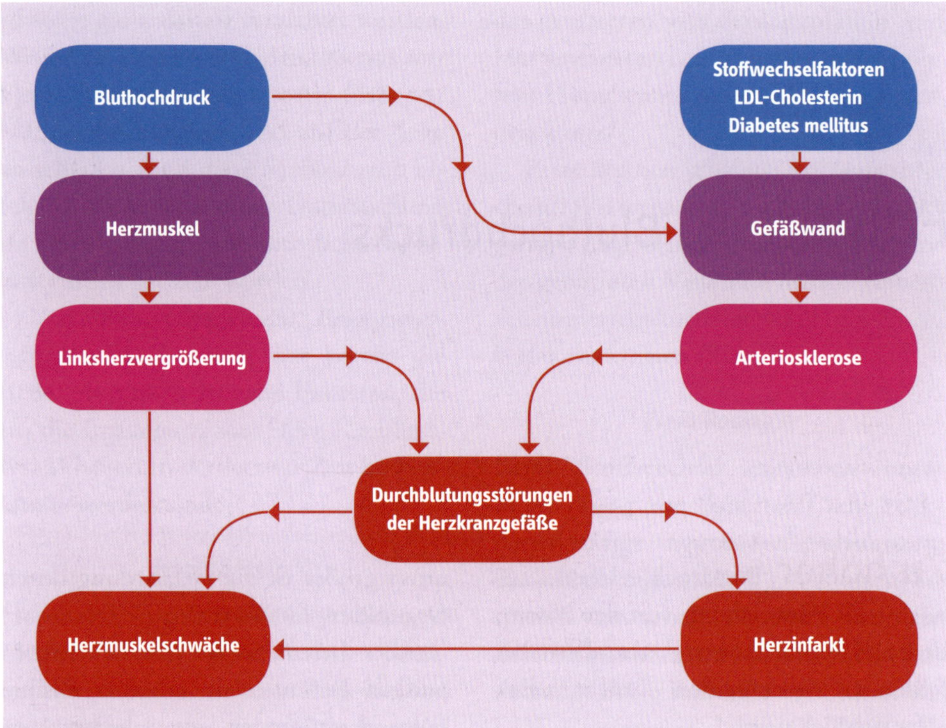

Abbildung 10: Rolle des Bluthochdrucks bei der Entstehung von Herzkrankheiten

se, insbesondere im Bereich der linken Herzkammer. Dabei ist zu berücksichtigen, dass die Bewältigung des erhöhten Drucks eine erhebliche Mehrbelastung des Herzmuskels bedeutet. Die Herzvergrößerung als Anpassungsreaktion wird auch beim Leistungssportler, zum Beispiel beim Langstreckenläufer, beobachtet und ist hier Ausdruck einer erhöhten physischen Ausdauerleistung. Die Zunahme der Wanddicke der linken Herzkammer beim Hochdruckkranken ist damit nicht vergleichbar. Sie ist durch eine veränderte Architektonik der Muskelfasern und – vor allem in späteren Stadien – durch die vermehrte Einlagerung von Bindegewebe gekennzeichnet. Überschreitet sie ein bestimmtes Maß, sind die optimale Blutversorgung und die Ernährung des Herzmuskelgewebes, vor allem bei körperlicher Belastung, nicht mehr in allen Abschnitten gewährleistet, da sich die größeren Herzkranzgefäße nicht verändern und somit die Durchblutung pro Gramm Herzgewebe abnimmt.

Hinzu kommt, dass an den Herzkranzgefäßen arteriosklerotische Schädigungen auftreten können, die zur Verengung dieser Arterien führen und so zusätzlich die Durchblutungssituation des Herzmuskels verschlechtern.

Arteriosklerose

Ähnlich wie der Herzmuskel reagieren die Arterien auf die chronische Blutdruckerhöhung. Die Arterienweite und damit der Blutfluss durch das Gefäß werden durch eine ringförmige Muskelschicht gesteuert, die in die Gefäßwand eingelagert ist. Auch diese Gefäßwandmuskulatur nimmt bei erhöhter Druckbelastung an Dicke zu. Dabei ist zu berücksichtigen, dass die Gefäßweite auch bei der Entstehung des Bluthochdrucks eine ursächliche Rolle spielen kann. Es lässt sich nachweisen, dass das Gefäßsystem bei Hochdruckkranken stärker auf gefäßverengende Reize, zum Beispiel auf blutdrucksteigernde Hormone reagiert als bei Personen mit normalem Blutdruck. Der daraus entstehende Teufelskreis Gefäßverengung ▸ Blutdruckerhöhung ▸ Rückwirkung auf die Gefäßwand ▸ Verdickung der Gefäßwandmuskulatur ▸ verstärkte Reaktion auf blutdrucksteigernde Reize ▸ weitere Zunahme der Gefäßverengung kann dazu führen, dass sich die Hypertonie stabilisiert und Gefäße geschädigt werden. Als Reaktion auf diese Vorgänge wird vermehrt Bindegewebe in die Gefäßwand eingelagert, insbesondere Bindegewebsfasern mit elastischen Eigenschaften. Zusätzlich presst der erhöhte Innendruck in den Arterien Flüssigkeit in die inneren Schichten der Gefäßwand. Diese Veränderungen führen, besonders zusammen mit Fettstoffwechselstörungen, vor allem der Wirkung des LDL-Cholesterins, über längere Zeit zur Arteriosklerose (Arterienverkalkung).

Die Hypertonie ist somit eine der Hauptursachen dieser Gefäßkrankheit.

Arteriosklerose ist eine herdförmige Erkrankung, die mit einer örtlichen Flüssigkeitseinlagerung in die Innenschicht der Arterie (wie sie gerade für die Hypertonie beschrieben wurde), beginnt. Auch andere Faktoren, wie winzige Schädigungen der Innenschicht, können

DIE WICHTIGSTEN KOMPLIKATIONEN UND FOLGEKRANKHEITEN

- Linksherzvergrößerung (Linksherzhypertrophie)
- Arteriosklerose
- koronare Herzkrankheit und Herzinfarkt
- Herzmuskelschwäche (Herzinsuffizienz)
- Durchblutungsstörungen des Gehirns und Schlaganfall
- Störungen der Nierenfunktion

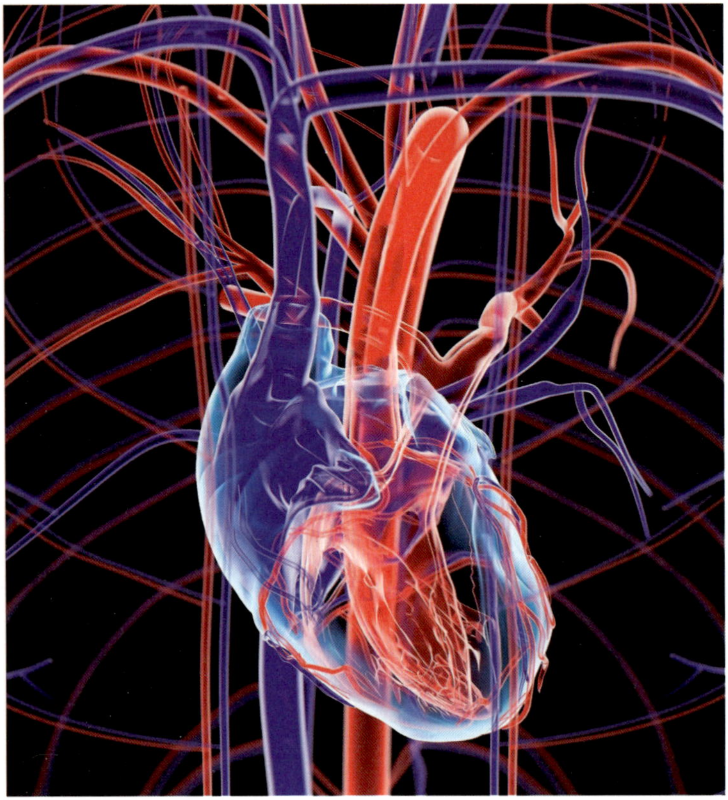

diesen Prozess begünstigen. In diesem Anfangsstadium ist eine Rückbildung möglich, da normalerweise auch ein Flüssigkeitsaustausch im Rahmen des Stoffwechsels zwischen Arterienwand und Gefäßinhalt – dem strömenden Blut – erfolgt.

Bei zusätzlichen Veränderungen im Aufbau der Arterie und Störungen im Fettstoffwechsel kann durch Reaktionen des Bindegewebes im Bereich eines solchen Herdes und durch Einlagerung von Fettsubstanzen wie Cholesterin eine bleibende Schädigung entstehen.

Diese arteriosklerotischen Beete wölben sich in den Gefäßinnenraum vor und können auch nach der Außenseite die Gefäßwand schwächen. Im fortgeschrittenen Stadium besteht die Gefahr, dass die Gefäße verkalken oder sogar aufbrechen und sich die eingelagerten Substanzen in die Blutbahn entleeren. An die an dieser Stelle veränderte Gefäßwand können sich Blutplättchen anlagern und Blutgerinnsel bilden, die die Gefäßlichtung zusätzlich einengen. Die Folge sind Durchblutungsstörungen, die vor allem in lebenswichtigen Organen wie dem Herzen, dem Gehirn und den Nieren zu bedrohlichen Gewebsschädigungen führen können, also einen Herzinfarkt, einen Schlaganfall oder eine Störung der Nierenfunktion auslösen können. Auf diese Folgen wird im folgenden Kapitel *Diagnostik* eingegangen.

_Diagnostik bei Bluthochdruck

Die Gründe, weshalb jemand mit erhöhtem Blutdruck in ärztliche Behandlung kommt, sind sehr verschieden. Oft wird die Hypertonie bei einer Vorsorgeuntersuchung entdeckt, da Zeiten der Beschwerdefreiheit typisch für die Erkrankung sind. Natürlich können es auch durch den Bluthochdruck hervorgerufene Symptome sein, die ihn zum Arzt führen. Allerdings gibt es keine vom Patienten registrierten Zeichen oder Beschwerden, die für einen Bluthochdruck typisch sind. Es kann eine Einschränkung der Leistungsfähigkeit mit verminderten Allgemeinbefinden sein, oder es treten Herzklopfen, Schwindel, Kopfschmerzen, Benommenheit, Hitzewallungen, Nasenbluten, Atemnot und Schmerzen in der linken Brustseite auf, um nur die häufigsten zu nennen. Solche Zeichen (Symptome) lassen auf einen hohen Blutdruck schließen, können aber auch bei anderen Erkrankungen auftreten. Eine erste Klärung dieser Frage kann auch hier eine einfache Blutdruckmessung herbeiführen.

Blutdruckmessung

Die Blutdruckmessung, wie wir sie heute praktizieren, ist etwa 100 Jahre alt. Im Jahre 1896 beschrieb der Italiener *Scipione Riva-Rocci* eine Methode zum Messen des Blutdrucks mit Hilfe einer aufblasbaren Manschette am Arm, die keinen direkten Anschluss an das Blutgefäß erforderte, und bei der gleichzeitig der Puls registriert wurde. Wesentlich für die weitere Entwicklung des Verfahrens war die Entdeckung der Arterientöne im Jahr 1905 durch den russischen Arzt

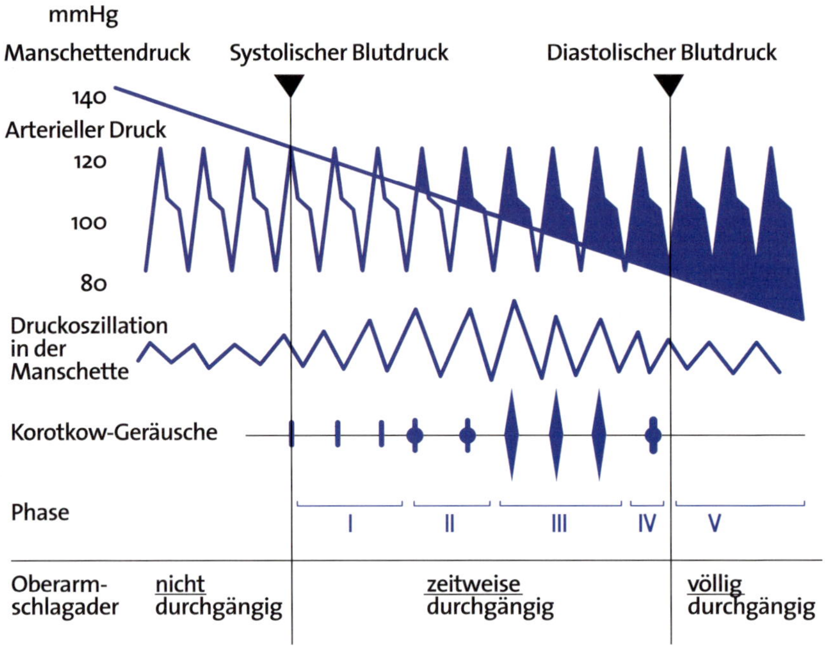

Abbildung 12: Schematischer Ablauf der Messung des systolischen und diastolischen Blutdrucks (siehe Text)

net diese Geräusche nach dem Arzt, der sie erstmalig beschrieben hat, als Korotkow-Töne.

Der Stand des Manometers, bei dem das beschriebene rhythmische Geräusch auftritt, wird als systolischer Blutdruck registriert. Beim weiteren Absinken des Drucks und damit der Quecksilbersäule ist dieses Geräusch weiter hörbar bis zu einem Punkt, an dem das Geräusch im Stethoskop deutlich leiser wird und schließlich nicht mehr hörbar ist. In den Empfehlungen der WHO wird der Messvorgang in fünf Phasen eingeteilt, wie in Abbildung 11 dargestellt. Wichtig sind die Phasen IV und V für die Bestimmung des diastolischen Blutdrucks. Er entspricht der Phase V, also dem Verschwinden der Korotkow-Töne. Meistens liegen die beiden Phasen ganz eng beieinander, das heißt, die Töne werden leiser und verschwinden sofort.

Phase IV ist dann als diastolischer Blutdruck zu werten, wenn aufgrund physiologischer Besonderheiten die Korotkow-Töne nicht verschwinden, sondern bis gegen Null leise hörbar bleiben.

Das Verschwinden der Töne am Punkt des diastolischen Blutdrucks ist auf Veränderungen der Strömungseigenschaften des Blutes in der Armarterie zurückzuführen.

Sehr schnell und einfach lassen sich also systolischer und diastolischer Blutdruck bestimmen, und auch der medizinische Laie ist in der Lage, diese Methode rasch zu erlernen und durchzuführen.

Elektronische, für die Selbstmessung geeignete Messgeräte

Heute stehen für die Selbstmessung und auch für die Anwendung in der ärztlichen Praxis elektronische Blutdruckmessgeräte zur Verfügung, die sowohl die Messung am Oberarm als auch am Handgelenk ermöglichen. Wenn Sie planen, sich ein Gerät anzuschaffen, sollten Sie nach Beratung mit dem behandelnden Arzt Ihre Krankenkasse fragen, ob sie die Kosten übernimmt. Das ist nicht in jedem Fall so. Manchmal werden auch Gerätetypen vorgegeben.

Außerdem sollte man wissen, dass die Deutsche Hochdruckliga ein Gütesiegel für Oberarm- und Handgelenks-Messgeräte vergibt; die Liste ist bei der Liga abrufbar (www.hochdruckliga.de). Auch die Stiftung Warentest prüft die Messgenauigkeit und Handhabung bei Blutdruckmessgeräten in größeren Abständen (letzter Bericht im Dezember 2010 [9]).

RICHTIG MESSEN!

Eine Reihe von Fehlermöglichkeiten kann aber zu falschen Messergebnissen führen. Deshalb müssen die folgenden Punkte unbedingt beachtet werden:

- auf das korrekte **Anlegen der Manschette** ist schon hingewiesen worden.
- Ebenso wichtig ist die richtige Größe der Manschette. Die übliche Manschettenbreite und -länge (Standardmanschette, 12 – 13 cm breit, 24 cm lang) von ist nur bis zu einem Oberarmumfang von 32 cm geeignet. Bei dickeren Oberarmen, die beim oft übergewichtigen Hochdruckkranken nicht selten sind, ist eine breitere Manschette (15 cm breit und 30 cm lang) erforderlich. Benutzt man die Standardmanschette bei zu dicken Armen, werden zu hohe Blutdruckwerte gemessen. Mancher Bluthochdruck ist dadurch »geheilt« worden, dass die richtige, dem größeren Armumfang angepasste Manschette verwendet wurde. Kinder brauchen dagegen altersabhängig schmalere Manschetten.
- Blutdruckmessgeräte sind alle zwei Jahre messtechnisch zu überprüfen.
- Die Luft darf nicht zu schnell aus dem System abgelassen werden – etwa **2 bis 3 mm Hg Quecksilbersäule Druckabfall pro Pulsschlag** –, sonst werden falsche Werte ermittelt.
- Beim Ablesen und der Angabe der Blutdruckwerte sollten **Abstände von 2 mm Quecksilber (Hg)** benutzt werden. Die Skalen der Messgeräte müssen entsprechende Einteilungen aufweisen; die früher übliche Angabe des Drucks in 5-mmHg-Abständen sollte heute nicht mehr erfolgen. Bei elektronischen Geräten besteht dieses Problem nicht mehr, da die Anzeige in der Regel digital erfolgt.

Abständen – mindestens einmal im Jahr – sollte das Gerät zur ärztlichen Konsultation mitgebracht werden. So können die Messwerte überprüft und verglichen und Messfehler nach Möglichkeit vermieden werden. Zur Selbstkontrolle kann auch ein Familienangehöriger nachmessen, für den die gleichen Empfehlungen gelten.

Blutdruckmessung bei Herzrhythmusstörungen

Die oszillometrische Blutdruckmessung (sowohl am Ober- als auch am Unterarm) ist meist nicht geeignet bei Herzrhythmusstörungen, zum Beispiel beim Vorhofflimmern, da das Messprinzip regelmäßige Pulsaktionen erfordert und andernfalls falsche Werte misst. Deshalb sollte bei Herzrhythmusstörungen unbedingt vor der Anschaffung eines Gerätes der behandelnde Arzt konsultiert werden.

Handhabung der Blutdruckselbstmessung

In den meisten Fällen ermöglicht die Selbstmessung durch den Patienten eine gute Einschätzung des Blutdrucks im Tagesverlauf. Wann und wie häufig gemessen wird, sollte der Arzt festlegen. Besonders wichtig für die Beurteilung der Wirksamkeit von Medikamenten ist es den Blutdrucks am Morgen vor der Einnahme der blutdrucksenkenden Medikamente zu messen, weil zu dieser Zeit meist die höchsten Werte gemessen werden.

Es muss auch noch einmal betont werden, dass sich der Blutdruck im Laufe des Tages ständig ändert und dass immer gleichbleibende Werte nicht zu erwarten sind. Dauerndes Blutdruckmessen und ängstliche Beobachtung sich verändernder Werte können auch einen ungünstigen Effekt haben. Ob Blutdruckanstiege oder -abfälle problematisch sind, beurteilt der Arzt, dem die protokollierten Werte vorgelegt werden und der dem Patienten Grenzwerte mitteilt, bei deren Überschreiten eine ärztliche Konsultation angeraten ist.

Bei gut eingestelltem Blutdruck sind in der Regel zwei bis drei Messungen pro Woche ausreichend; zusätzlich sollte bei auftretenden Beschwerden (zum Beispiel Schwindel) oder bei akuten Erkrankungen (Erkältungsinfekten) gemessen werden.

Die Selbstmessung des Blutdrucks liefert dem Arzt wichtige Zusatzinformationen für die Wirksamkeit der Behandlung und hilft andererseits, Nebenwirkungen von Arzneimitteln zu vermeiden. Bei vielen Patienten wird in der Sprechstunde immer ein höherer Wert gemessen als unter häuslichen Bedingungen. Ohne dass es dem Patienten oft bewusst wird, führt der Arztbesuch zu einer inneren Anspannung und damit zu Werten, die in ausgeprägten Fäl-

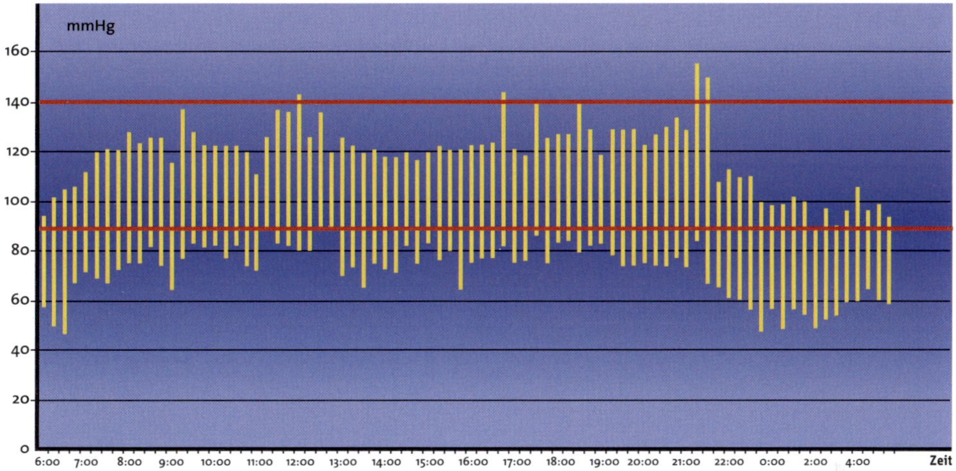

Abbildung 14: normales Blutdruck-Tagesprofil

len für das sonstige Blutdruckverhalten nicht repräsentativ sind. Diese Reaktion wird als »*Weißkittel-Effekt*« bezeichnet. Deshalb hilft die Selbstmessung bei der Festlegung der richtigen Medikamentendosis, die zu hoch sein kann, wenn nur der Praxishochdruck bekannt ist.

24-Stunden-Blutdrucklangzeitmessung

Hierzu werden tragbare Geräte benutzt, denen die gleichen Messprinzipien zugrunde liegen wie der elektronischen Blutdruckmessung. Sie lösen in festzulegenden Intervallen, am Tage meist alle 20 Minuten, in der Nacht halbstündig, den Messvorgang aus und speichern die erhaltenen Messwerte. So kann man das gesamte Tagesprofil des Blutdrucks beurteilen, vor allem auch während der Nacht, was mit der Selbstmessung nicht möglich ist.

Dauerndes Blutdruckmessen und ängstliche Beobachtung sich verändernder Werte können auch einen ungünstigen Effekt haben.

Der 24-Stundenrhythmus des Blutdrucks sieht normalerweise so aus: morgens nach dem Aufstehen steigt der Blutdruck sehr schnell an und geht dann noch weiter hoch bis zur Mittagszeit. Dann fällt er für etwa 1 bis 2 Stunden ab; anschließend steigt der Blutdruck bis zum späten Abend an um dann wieder deutlich zu sinken. Die niedrigsten Werte können gegen 03.00 Uhr registriert werden (Abbildung 14).

Besteht Bluthochdruck (Abbildung 15), ist dieser Rhythmus meistens auch vorhanden, nur auf einem höheren Niveau.

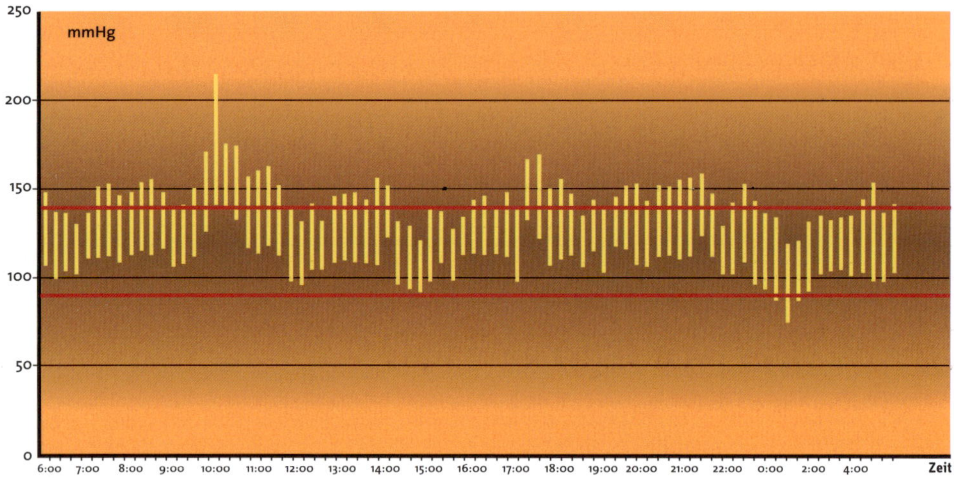

Abbildung 15: Blutdruck-Tagesprofil bei unzureichend behandeltem Bluthochdruck

Wichtig ist vor allem die Beurteilung der Nachtperiode. Es werden sowohl zu starke Blutdruckabfälle erkannt, die Durchblutungsstörungen des Gehirns hervorrufen können, als auch nächtliche hohe Blutdruckwerte, die die Patienten gefährden können und bei der Therapie einschließlich der Einnahmezeiten für die Medikamente berücksichtigt werden müssen. Nächtliche hohe Werte bzw. ein fehlendes Absinken des Blutdruckes werden zum Beispiel beim Schlaf-Apnoe-Syndrom, bei sekundären Hochdruckformen, bei der Schwangerschaftshypertonie, bei alten Patienten oder auch bei Schichtarbeit beobachtet.

Deshalb ist heute die 24-Stunden-Blutdruckmessung ein wichtiges Instrument, um die optimale medikamentöse Therapie zu gewährleisten.

ZIELE DER DIAGNOSTIK

- weitere Risikofaktoren zu ermitteln
- Ursachen des Bluthochdrucks zu finden
- Begleit- und Folgekrankheiten zu erkennen
- Voruntersuchungen für eine Arzneimitteltherapie durchzuführen.

Der Umfang des diagnostischen Programms wird vom Arzt festgelegt und ist unterschiedlich. Dazu gehören immer

- die ärztliche Befragung des Betroffenen (Anamnese),
- die körperliche Untersuchung einschließlich der Blutdruckmessung an beiden Armen, der Bestimmung des Köpergewichtes, der Körperhöhe und des Bauchumfangs (siehe auch Seite 69),
- die Untersuchung des Blutes und des Urins,
- das Elektrokardiogramm (EKG).

Diagnostisches Grundprogramm

Wie bereits gesagt, reicht eine einmalige Messung von erhöhtem Blutdruck in der Regel nicht aus, um schon von einer Hypertonie zu sprechen. Der erste Besuch in der Sprechstunde des Arztes, die neue Situation können den Betroffenen aufregen und damit wesentlich höheren Blutdruck hervorrufen (die so genannte »Weißkittel-Hypertonie«), der für das durchschnittliche Blutdruckverhalten nicht repräsentativ ist. Bei fraglichen Werten wird der Arzt deshalb mehrere Messungen vornehmen, gegebenenfalls eine 24-Stunden-Langzeitmessung, ehe er über weitere Untersuchungen oder eine Behandlung entscheidet. Bestätigt sich aber der erhöhte Blutdruck, schließen sich weitere Untersuchungen an.

Angaben des Patienten zum bisherigen Blutdruckverhalten, zu möglichen Rauchgewohnheiten, zum Alkoholverbrauch, zur Ernährung und zur körperlichen Aktivität sind zur Einschätzung des Risikoprofils ebenso wichtig wie die Information über andere Vorerkrankungen. Informationen über das Auftreten von Bluthochdruck und von anderen Herz-Kreislauf-Krankheiten (Schlaganfall, Herzinfarkt) oder von Stoffwechselerkrankungen (Diabetes) bei Angehörigen geben Hinweise auf eine familiäre Häufung des Bluthochdrucks. Geäußerte Beschwerden können erste Zeichen für das Vorhandensein von Folgeerkrankungen der Hypertonie sein wie zum Beispiel belastungsabhängige Schmerzen oder ein Engegefühl im Bereich des Brustkorbs als Symptom einer koronaren Herzkrankheit.

Die ärztliche Untersuchung erlaubt die erste Einschätzung des Zustandes der Organsysteme, wichtig sind vor allem das Herz und das Blutgefäßsystem. Dazu gehört auch die Blutdruckmessung an beiden Armen. Blutdruckunterschiede zwischen rechtem und linkem Arm sind normal, wenn sie ein Maß von ungefähr 15 bis 20 mm Hg nicht überschreiten. Sie werden bei der ersten Messung dokumentiert. Kontrollmessungen in der Folgezeit, die zum Beispiel der Bewertung der Therapie dienen, werden am Arm mit dem höheren Blutdruck vorgenommen.

Mit Hilfe des Elektrokardiogramms registriert der Mediziner die elektrischen Ströme, die bei der Aktivität des herzeigenen Nervensystems und der Herzmuskulatur entstehen, und ist dadurch in der Lage, den Herzrhythmus zu beurteilen und auch erste Aussagen über die Größe und den Durchblutungsgrad des Herzens zu machen.

Arterie und führt zum Absterben des Gewebes, wenn nicht durch sehr schnell eingeleitete therapeutische Maßnahmen die Durchblutung wiederhergestellt wird.

Der Herzinfarkt ist eine lebensbedrohliche Komplikation. Am häufigsten tritt er in den Vormittagsstunden auf – wenn auch der Blutdruck im Tagesprofil am höchsten ist. Etwa 40 Prozent der Hochdruckkranken sterben am Herzinfarkt, wobei der Infarkt insgesamt eine der häufigsten Todesursachen ist. Er äußert sich durch meist plötzlich auftretende, sehr starke Schmerzen hinter dem Brustbein oder in der linken Brusthälfte – verbunden mit Angstgefühl, Schweißausbruch, auch Atemnot, Rhythmusstörungen, Übelkeit, Erbrechen und Bewusstseinsstörungen.

Für den Erfolg der Infarktbehandlung ist der Zeitpunkt entscheidend, zu dem sie einsetzt. Es geht darum, *sofort* Maßnahmen einzuleiten, die die Blutversorgung im Bereich des verschlossenen Gefäßes wiederherstellen, und den Patienten kontinuierlich zu überwachen, um gefährlichen Komplikationen wie Rhythmusstörungen oder einem Pumpversagen des Herzens sofort mit intensiver Therapie begegnen zu können.

Das Herzkranzgefäß kann heute in vielen Fällen wiedereröffnet werden, einmal durch die Aufweitung des verengten Bezirkes mit einem speziellen Gefäßkatheter und unter Einsatz einer Gefäßstütze (Stent) oder durch die Anwendung von Medikamenten, die Blutgerinnsel im Bereich des verschlossenen Gefäßes auflösen und so das Gefäß wieder durchgängig machen. Es liegt auf der Hand, dass diese therapeutischen Maßnahmen umso effektiver sind, je weniger Herzgewebe bereits abgestorben ist.

Wenn nach dem Auftreten typischer Symptome schnell reagiert wird, ist eine weitere Senkung der Infarktsterblichkeit durchaus möglich. Zuviel Zeit bleibt ungenutzt, bis der Patient oder seine Angehörigen den medizinischen Notdienst benachrichtigen.

Herzmuskelschwäche (Herzinsuffizienz)

Die ständige Überlastung des Herzmuskels kann bei lange anhaltendem Bluthochdruck dazu führen, dass das Herz seine Aufgabe nicht mehr voll erfüllt. Linksherzvergrößerung mit einer vermehrten Bindegewebseinlagerung, Entwicklung einer koronaren Herzkrankheit mit zusätzlicher Herzmuskelschädigung führen über längere Zeit zu einer Leistungsschwäche des Herzens, die zuerst unter Belastung, später auch in Ruhe auftritt. Der gleiche Fall kann in sehr kurzer Zeit eintreten, wenn plötzlich sehr hohe Blutdruckwerte vorhanden sind und das Herz keine Zeit zur Anpassung hat. Die ungenügende Bewältigung der Kreislauffunktion durch das Herz äußert sich in einer ungenügenden Organdurchblutung, einer Rückstauung des Blutes in die Lunge und in das Venensystem sowie in einer vermehrten Flüssigkeitseinlagerung in das Gewebe.

Folgen sind Beschwerden wie Atemnot (zuerst bei körperlicher Belastung, aber auch nachts auftretend), nächtlicher Urindrang und Schwellungen der Beine. Eine regelmäßige blutdrucksenkende Behandlung und Medikamente, die die Herzfunktion unterstützen, verhindern diese Komplikationen.

Frühe Störungen der Herzfunktion können auch mit Hilfe der Echokardiografie erkannt werden.

Durchblutungsstörungen des Gehirns und Schlaganfall

Der Schlaganfall als Folge von Bluthochdruck kann auf eine Blutung aus einem Blutgefäß im Bereich des Gehirns zurückgehen, das infolge der hohen Druckbelastung geschädigt ist. Es bildet sich ein Bluterguss, der die Funktion von Nervenzentren oder Nervenbahnen durch Druckschädigung erheblich beeinflussen kann. Je nachdem, wo diese Blutung in das Hirngewebe aufgetreten ist, kann es zu Ausfällen unterschiedlichen Grades kommen, die bis zur Lähmung einer ganzen Körperhälfte und dem Verlust der Sprache, ja sogar in den schwersten Fällen zum Tode führen können.

Fast 70 Prozent der Schlaganfall-Patienten haben eine Vorgeschichte mit Bluthochdruck. Die Hypertonie ist die **wichtigste Ursache** für ein solches akutes Ereignis.

Seitdem die Bluthochdruckkrankheit wirksam behandelt werden kann, ist diese Folgeerkrankung wesentlich seltener geworden. Internationale Studien haben ergeben, dass die Schlaganfallhäufigkeit bei Hypertonikern durch die effektive Senkung des Blutdrucks um 40 Prozent geringer wird.

Der Schlaganfall kann nicht nur durch eine Blutung im Gehirn, sondern auch durch eine schwere Durchblutungsstörung hervorgerufen werden. Wegbereiter sind hier arteriosklerotische Veränderungen an den Hirngefäßen. Das Gehirn hat einen hohen Bedarf an Sauerstoff und Nährstoffen. Verengungen der Gefäße rufen Funktionsstörungen in den betroffenen Versorgungsabschnitten hervor und können zum völligen Ausfall der dort angesiedelten Nervenzentren führen. Abgestorbenes Hirngewebe kann nicht wie bei anderen Heilungsvorgängen neu gebildet werden, obwohl neue Forschungsergebnisse hier Perspektiven für die Zukunft eröffnen. Möglicherweise können dann auch funktionsfähige Nervenzellen neu gebildet werden.

Aber bereits heute lassen sich mit durchblutungsfördernden Maßnahmen und vor allem mit einer aktiven Übungstherapie nach einem Schlaganfall die Ausfallserscheinungen verbessern, oft sogar beseitigen, da die Aufgaben des ausgefallenen Hirnbezirks teilweise durch andere Nervenzellen übernommen werden. Das geschieht, indem sich neue Verbindungen zwischen Nervenzellen und -zentren bilden, vor allem bei Stimulation durch eine aktive Bewegungstherapie.

Drohende Durchblutungsstörungen im Gehirn können sich durch Vorzeichen wie starke Schwindelzustände, plötzlichen Hörverlust, kurzzeitigen Ausfall des Sehvermögens oder plötzliche Schwäche in den Armen oder Beinen ankündigen. Der Verdacht auf einen Schlaganfall ist wie der Herzinfarkt ein akuter Notfall und erfordert schnelles ärztliches diagnostisches und therapeutisches Handeln, das heute in Schlaganfallzentren (»stroke units«) bestens gewährleistet wird. Dabei ist der Einsatz von modernen bildgebenden Verfahren wie Ultraschall-Gefäßdiagnostik, Computertomografie (CT) und Magnetresonanztomografie (MRT) besonders wichtig.

Diagnostik von Nierenkrankheiten und sekundären Hypertonieformen

Nierenerkrankungen sind die häufigste Ursache der sekundären Hypertonie. Aber andererseits sind sie auch eine Folge von hohem Blutdruck. Ebenso wie in anderen Körperabschnitten kann die Druckbelastung zu einer Schädigung der Nierenarterien und damit zur Beeinträchtigung der Organfunktion führen. Folgen sind u. a. das Auftreten von Eiweiß im Urin und ein fortschreitendes Unvermögen, Substanzen, die mit dem Harn ausgeschieden werden müssen, aus dem Blut zu entfernen (Niereninsuffizienz). Auch hier ist eine konsequente Blutdrucksenkung durch entsprechende Medikamente der beste Weg, solche Folgezustände der Hypertonie zu vermeiden. Besonders problematisch für die Funktion der Nieren ist es, wenn gleichzeitig Bluthochdruck und Zuckerkrankheit auftreten, was neben der Blutdrucknormalisierung eine besonders sorgfältige Stoffwechseleinstellung erfordert.

Untersuchungen des Urins und bestimmter Stoffe im Blut, die kontinuierlich durch die Nieren ausgeschieden werden, ermöglichen also eine Aussage über den Zustand der Nieren. Mit Methoden der Ultraschalltechnik, der Nierensonografie, wird die Form der Niere einschließlich des Nierenbeckens beurteilt. Nierensteine und durch chronische Entzündungen hervorgerufene Formveränderungen können durch diese Methode entdeckt werden.

Die **Verengung einer Nierenarterie** (Nierenarterienstenose), die wiederum sowohl Ursache (siehe Seite 118) als auch Folge des Bluthochdrucks sein kann, wird durch Gefäßsonografie (Ultraschall) festgestellt. Sind weitere Maßnahmen erforderlich, wie eine Aufweitung der Verengung oder eine Operation, muss – wie beim Herzen – eine radiografische Darstellung mit Hilfe eines Gefäßkatheters gemacht werden.

Bildgebende Verfahren wie die Computertomografie und die Magnetresonanztomografie ermöglichen heute eine ausgezeichnete Beurteilung von Organstrukturen und der Blutgefäßarchitektonik. Sie haben auch die Erkennung von Veränderungen der **Nebenniere** verbessert. Gegebenenfalls werden sie durch detaillierte Hormonanalysen ergänzt.

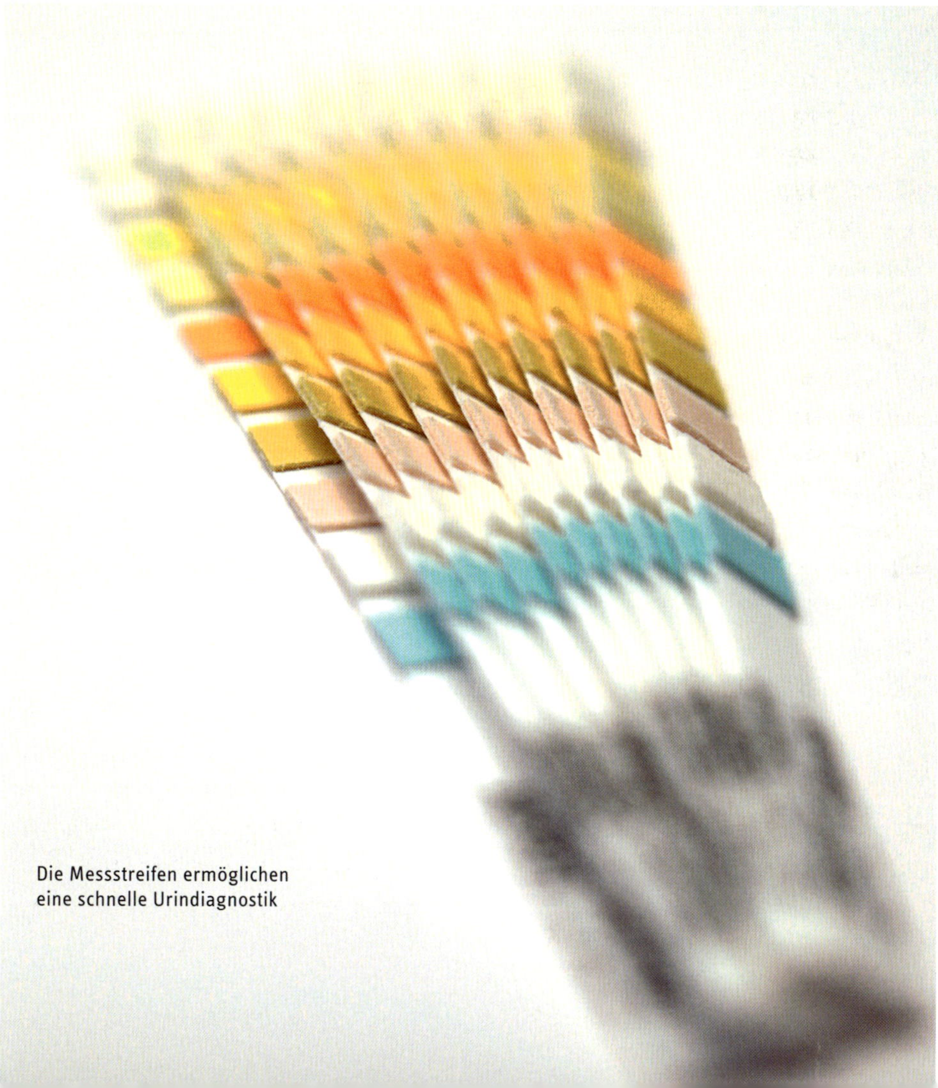

Die Messstreifen ermöglichen eine schnelle Urindiagnostik

_Behandlung des hohen Blutdrucks

Ziel der Behandlung ist die *Senkung* des systolischen und diastolischen Blutdrucks auf normale Werte. Damit werden lebens- und leistungsbegrenzende Organveränderungen durch die Hypertonie verhütet. Die Normalisierung des Blutdrucks soll einhergehen mit einer verbesserten Lebensqualität und dem Wohlbefinden des Patienten.

Zum therapeutischen Gesamtkonzept beim Bluthochdruck gehört auch die Veränderung weiterer Faktoren, die die Entstehung von Herz-Kreislauf-Krankheiten begünstigen, wie zum Beispiel Rauchen und Fettstoffwechselstörungen.

Der erste Punkt erfordert das eigene, aktive Engagement des Hochdruckpatienten bzw. des Hochdruckgefährdeten, um Veränderungen seines Lebensstils zu bewirken, die den erhöhten Blutdruck senken oder präventiv wirken, also dazu beitragen, dass die Entwicklung zum Bluthochdruck vermieden wird.

Mit blutdrucksenkenden Medikamenten kann man heute bei fast allen Hochdruckpatienten den Blutdruck normalisieren. Werden in nationalen und internationalen Empfehlungen festgelegte wissenschaftlich begründete Blutdruckgrenzwerte überschritten und bluthochdruckbedingte Organschäden nachgewiesen, ist die Behandlung mit Medikamenten unbedingt erforderlich. Das ist auch dann so, wenn es nach längerer Zeit nicht gelingt, bei leichteren Hochdruckformen mit der Veränderung der Ernährung und der Lebensweise den Blutdruck zu normalisieren. Die beiden Möglichkeiten sind nicht als Alternativen zu verstehen. Die Senkung des Blutdrucks auf den idealen Wert wird bei den meisten Patienten durch die sinnvolle Kombination von nicht medikamentösen Maßnahmen und einer Behandlung mit Medikamenten erreicht.

Oft beginnen Patienten erst dann ernsthaft, ihre hochdruckfördernde Lebensweise zu ändern, wenn sie mit Medikamenten behandelt werden. So ist es durchaus möglich, dass die Arzneimitteldosis im Lauf der Behandlung vermindert werden kann.

Die Anwendung von Kathetermethoden und Operationen ist unter Berücksichtigung der großen Häufigkeit der Hypertonie eher selten; sie bedarf immer einer detaillierten individuellen Information durch den behandelnden Arzt.

Folgende Möglichkeiten der therapeutischen Blutdrucksenkung stehen uns zur Verfügung:

1. Regelung der Lebensweise einschließlich Empfehlungen für eine optimale Ernährung, für ein körperliches Trainingsprogramm sowie Entspannungs- und Stress-Bewältigungsmethoden,
2. Behandlung mit Medikamenten,
3. Kathetermethoden oder Operationen zur Beseitigung von Gefäßverengungen in der Niere; Entfernung eines Organs, das den Bluthochdruck verursacht, wie zum Beispiel einer Nebenniere, die durch eine ungesteuerte Hormonproduktion die Hypertonie ausgelöst hat.

BLUTDRUCKSENKUNG DURCH VERÄNDERUNG DER LEBENSWEISE

Ratschläge für die Ernährung

Übergewicht und Kochsalz fördern die Hypertonie, wie bereits im Kapitel zur Entstehung des Bluthochdrucks ausgeführt wurde. (siehe Seite 27). Weitere wichtige Nahrungsbestandteile neben Kochsalz sind ungesättigte Fettsäuren, Kalium und Magnesium sowie die Kalorienlieferanten für das Übergewicht wie Fett, Alkohol und reiner Zucker. Außerdem berücksichtigen wir Faktoren, die zwar nicht direkt blutdruckwirksam sind, aber das Risiko beeinflussen, herzkreislaufkrank zu werden. Dazu gehören das Cholesterin und möglicherweise Stoffe, die auf freie Radikale wirken.

Übergewicht

Überflüssige Pfunde zu beseitigen, ist eine der wirksamsten Möglichkeiten, den Blutdruck beim übergewichtigen Hochdruckkranken zu senken. Ein Kilogramm Gewichtsverlust bedeutet eine Abnahme des Blutdrucks um etwa 2 mm Hg.

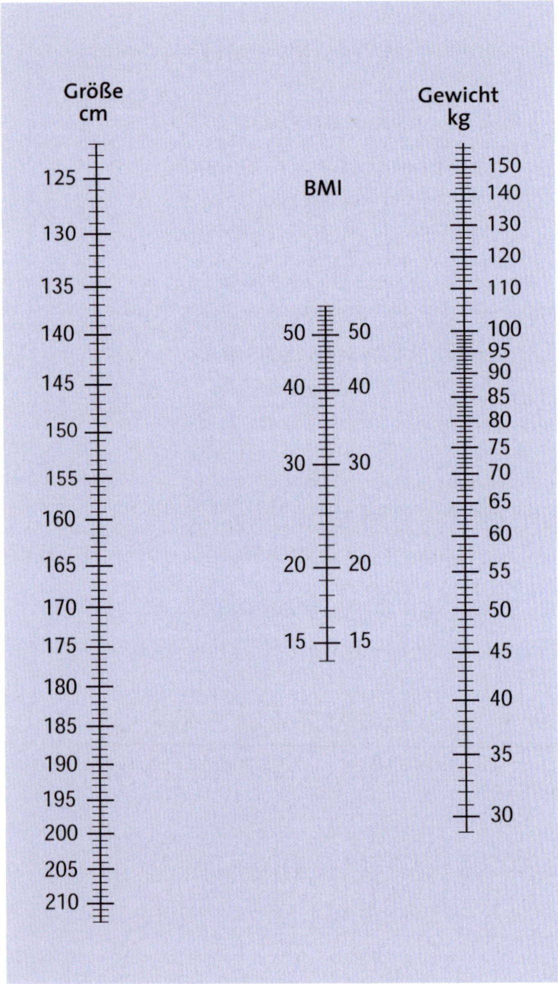

Abbildung 16: Nomogramm zur Berechnung des Body-Mass-Index

Der erste Schritt dahin ist es, das eigene Gewicht zu beurteilen. Dazu wendet man heute den Körper-Masse-Index oder Body-Mass-Index (BMI) an, der sich international durchgesetzt hat. Dieser Index wird durch Gewicht und Größe bestimmt und nach folgender Formel berechnet:

$$\textbf{BMI=} \frac{\textbf{Körpergewicht in kg}}{\textbf{(Körpergröße in m)}^2}$$

Einfacher kann dieser Wert auch grafisch unter Anwendung eines Nomogramms (Abbildung 16) ermittelt werden. Ob Ihr Gewicht normal ist oder zu hoch oder zu niedrig, bestimmen Sie anhand der Tabelle 2.

Liegt der BMI bei 30 oder höher, spricht man von einer Adipositas oder Fettsucht; dann ist eine Verminderung des Körpergewichts unbedingt empfehlen. Zwischen 25 und 30 handelt es sich um Übergewicht. Man weiß heute aus Untersuchungen, in denen man über einen längeren Zeitraum Gewichtsverhalten und Sterblichkeit in größeren Bevölkerungsgruppen verfolgt hat, dass die Adipositas die Lebenserwartung einschränkt, ein leichtes Übergewicht aber eine normale Lebenserwartung bedeutet. Daraus folgt, dass das Ziel nicht unbedingt ein BMI von 25 sein muss. Das trifft vor allem für die Älteren zu. Wenn aber der Blutdruck zu hoch ist, sollte auch in diesem BMI-Bereich die Chance genutzt werden, durch eine Normalisierung des Gewichts den Blutdruck zu senken.

Fettverteilungstyp

Das Risiko der Adipositas ist zusätzlich von der Verteilung des Fettes in unterschiedlichen Körperabschnitten abhängig. Man unterscheidet hier die Apfel- von der Birnenform. Die Apfelform ist der vorwiegend männliche Verteilungstyp und durch die bevorzugte Fettansammlung im Bauchbereich gekennzeichnet. Bei der Birnenform als weiblichem Verteilungstyp sitzt das meiste Fett im Bereich der Hüften und des Gesäßes. Die Apfelform wird auch zentrale Adipositas genannt und ist durch ein höheres Risiko für Fett- und Zuckerstoffwechselstörungen sowie für Durchblutungsstörungen des Herzens gekennzeichnet.

Bei der zentralen Adipositas ist der Körperfettanteil im Bauchinnenraum größer. Dieses sogenannte viszerale Fettgewebe ist stoffwechselaktiver als das übrige Körperfett. Es produziert vermehrt freie Fettsäuren, die die Empfindlichkeit gegenüber Insulin verringern, also zur Insulinresistenz (siehe Seite 42) beitragen und sogenannte Zytokine, die beim Entzündungsprozess eine Rolle spielen. Deshalb sind Patienten mit einem zentralen Verteilungstyp stärker gefährdet.

Also wird das Risiko nicht nur durch den BMI, sondern auch durch den Bauchumfang bestimmt. Dieser wird horizontal oberhalb des Nabels (möglichst bei leerem Magen) in cm wie folgt gemessen:

1. immer im Stehen mit entkleidetem Oberkörper
2. in der Mitte des Abstandes zwischen unterem Rippenbogen und Beckenkamm (seitlich).

BMI	Gewichtsklasse
< 20,0	Untergewicht
20,0 – 24,9	Normalgewicht
25 – 29,9	Übergewicht
30,0 – 34,9	Fettsucht (Adipositas)
35,0 – 39,9	Starke Fettsucht (Adipositas)
≥ 40,0	Krankhafte Fettsucht (pathologische Adipositas)

Tabelle 2: Klassifizierung des Körpergewichts nach dem Body-Mass-Index

3. an diesem Punkt sollte das Messband horizontal angelegt werden und bei leichter Ausatmung gemessen werden.

Bei einem Bauchumfang ab **88 cm** bei Frauen und ab **102 cm** bei Männern ist mit einem deutlich erhöhten Risiko zu rechnen, einen Herzinfarkt oder eine andere Herz-Kreislauf-Erkrankung zu erleiden. Dann ist die Notwendigkeit, das Gewicht – und den Bauchumfang (!) – zu reduzieren, noch größer.

Soll der Verteilungstyp noch genauer beschrieben werden, muss noch der Hüftumfang gemessen werden und zwar wiederum horizontal dort, wo der Umfang unter Berücksichtigung von Hüften und Gesäß am größten ist. Die Zuordnung zum Verteilungstyp ergibt sich aus dem

Bauch-Hüft-Quotienten =
Bauchumfang / Hüftumfang.

Ist er bei Männern größer als **1** oder bei Frauen größer als **0,85**, handelt es sich um einen zentralen Verteilungstyp mit einem höheren Krankheitsrisiko.

Schließlich kann man auch noch den prozentualen Körperfettanteil bestimmen. Dazu gibt es mehrere Methoden. Hier sollen nur die Hautfaltendickemessung und die bioelektrische Impedanzanalyse besprochen werden.

Die Hautfaltendickemessung wird an mehreren Körperstellen durchgeführt und ermöglicht eine Bestimmung der Dicke des Unterhautfettgewebes. Sie wird vor allem bei epidemiologischen Untersuchungen angewendet.

Am praktikabelsten ist die bioelektrische Impedanzanalyse, da sie zur Ausrüstung eines Teils der modernen Körperwaagen gehört. Sie beruht auf der unterschiedlichen elektrischen Leitfähigkeit von Körperbestandteilen, vor allem von Fettgewebe, Muskulatur und Körperwasser. Der normale Körperfettanteil ist geschlechts- und altersabhängig und beträgt bei Frauen 20 bis 30 und bei Männern 15 bis 25 Prozent. Mit zunehmendem Alter wird der Fettanteil höher, vor allem durch die Abnahme der Muskulatur.

Da diese Methode bei den handelsüblichen Geräten eher eine Schätzung als eine genaue Bestimmung des Fettanteils erlaubt, liegt ihr Wert mehr in der Bewertung von Veränderungen gegenüber dem Ausgangswert; denn dann sind individuelle Besonderheiten und Fehlermöglichkeiten bei jeder Messung gleich. Eine kalorienreduzierte Ernährung bei Übergewicht müsste das Körpergewicht und den Fettanteil in gleichem Maße vermindern.

Körperliches Training führt bei Untrainierten auch zur Verminderung von Gewicht und Körperfett, aber zur Erhöhung der Muskelmasse. Demzufolge müsste der Körperfettanteil stärker reduziert werden als das Gesamtkörpergewicht. So ist eine gewisse differenzierte

Beurteilung des erreichten Erfolges durch unterschiedliche präventive Maßnahmen möglich.

Gewichtsabnahme bei Übergewichtigen

Es ist bekannt, dass eine bleibende Gewichtsabnahme nicht so leicht zu erreichen ist. Die Zahl von Diäten und von Präparaten, die in Zeitschriften versprechen, in Tagen oder wenigen Wochen sensationelle Resultate zu erzielen, ist riesig und zeugt von den meist vergeblichen Bemühungen.

Es geht beim Hochdruckpatienten nicht um schnelle Erfolge. Viel wichtiger ist, dass eine konstante Gewichtsverminderung erzielt wird, dass erzielte Erfolge erhalten bleiben und dass vor allem vermieden wird, dass das Gewichts wieder steigt. Fastenkuren sind keine Lösung, da sie den Organismus auf einen sehr niedrigen Energieverbrauch einstimmen, und der Patient bei der Rückkehr zu normaler Kost in den meisten Fällen wieder zunimmt.

Wechsel zwischen Gewichtsabnahme und -zunahme, auch als Jojo-Effekt bezeichnet, ist für Blutdruck und Stoffwechsel ungünstig. Der Begriff »Diätkur« sollte deshalb aus dem Ernährungsvokabular gestrichen werden.

Medikamente, die die Gewichtsabnahme fördern, sollten die Ausnahme sein. Von einigen dieser Medikamente, vor allem älteren Appetitszüglern, ist bekannt, dass sie den Blutdruck steigern. Bei hochgradigen Formen der Adipositas und fehlendem Diäteffekt wird man allerdings auch beim Hochdruckpatienten in manchen Fällen auf Arzneimittel zurückgreifen müssen; sie dürfen aber nur unter ärztlicher Kontrolle angewendet werden.

Der Körper verliert Gewicht, wenn die Nahrung weniger Kalorien zur Verfügung stellt als der Organismus für seine Energiebedürfnisse braucht. Dann muss der Körper dieses Defizit aus seinen körpereigenen Reserven – dem Fettgewebe – decken. Das nimmt dann also ab, und das ist ja unser Ziel.

Damit ist klar, dass Gewicht sowohl durch eine niedrigere Kalorienzufuhr – durch eine veränderte Ernährung – als auch durch einen erhöhten Kalorienverbrauch – durch mehr körperliche Bewegung – verringert werden kann. Auf eine einfache Formel gebracht – »Weniger Fett essen und mehr bewegen«.

Zur körperlichen Tätigkeit wird auf das entsprechende Kapitel (siehe Seite 89 ff) verwiesen; aber noch einmal: die besten Erfolge erzielen Sie, wenn beide Möglichkeiten gleichzeitig genutzt werden.

Ist Ihr Körpergewicht zu hoch und der feste Vorsatz vorhanden, ein normales Gewicht zu erreichen, ist es notwendig, Ihre Ernährungsgewohnheiten zu verändern. Dazu sollten Sie erst einmal eine Bestandsaufnahme machen (siehe Kasten unten).

Noch ein Wort zu den verwendeten Einheiten für Angaben zum Energiezufuhr und Energieverbrauch. Energie bzw. der physiologische Brennwert werden in Joule oder in Kalorien angegeben. Wir verwenden die ältere, aber gebräuchlichere Einheit Kalorie[3]. Bei den Angaben für den Energieverbrauch des Organismus bzw. den Brennwertgehalt der Nahrungsmittel handelt es sich immer

1. Beginnen Sie mit der Bestimmung Ihres BMI; messen Sie Ihren Bauchumfang (evtl. auch Ihren Hüftumfang und Ihren Körperfettanteil).

2. Analysieren Sie Ihre derzeitigen Ernährungsgewohnheiten, das heißt, registrieren Sie über einige Tage, was Sie täglich zu den Mahlzeiten (und zwischendurch) essen und trinken.

3. Berechnen Sie mit Hilfe von Tabelle 3 (S. 74 – 85) (11) ungefähr, wie viel Kalorien, Fett, Eiweiß und Kohlenhydrate Sie zu sich nehmen. Ihren Kochsalzverbrauch können Sie gleich mitberechnen. Darauf komme ich später zurück.

4. Analysieren Sie, ob es Situationen gibt, die Sie dazu verleiten, zu viel und unkontrolliert zu essen (z. B. Einkaufen mit hungrigem Magen, unregelmäßige Mahlzeiten mit einer kalorienreichen Hauptmahlzeit am Abend, regelmäßiges nachmittägliches Kaffeetrinken mit reichlich Kuchen).

5. Nachdem Sie nun die Ausgangssituation kennen, planen Sie die Veränderung Ihrer Ernährung nach folgenden Prinzipien:

- Berücksichtigen Sie bei der Auswahl von Nahrungsmitteln die Grundsätze der Vollwertkost, das heißt einer präventiv orientierten Ernährung. Das bedeutet:
- reichlich Flüssigkeit ohne Zuckerzusatz,
- mehr Nahrungsmittel pflanzlicher Herkunft wie Obst und Gemüse,
- bevorzugen Sie Vollkornprodukte,
- weniger Fleisch und tierische Fette, die Cholesterin und gesättigte Fettsäuren enthalten,
- häufiger Fisch,
- wenig Kochsalz
- verzichten Sie fast vollständig auf reine Zuckerprodukte.

6. Erhöhen Sie Ihre körperliche Aktivität und damit Ihren Energieverbrauch (siehe Seite 89).

[3] 1 Kalorie (cal) entspricht 4, 184 Joule. 1000 Kalorien sind 1 Kilokalorie (kcal), also sind auch 1 kcal gleich 4,184 Kilojoule (kJ).

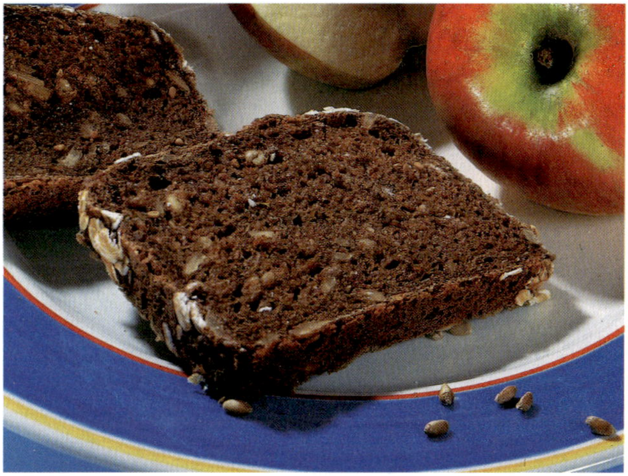

um *Kilokalorien* bzw. *Kilojoule*, obwohl umgangssprachlich oft nur der Begriff Kalorien verwendet wird.

Abhängig von Ihren bisherigen Ernährungsgewohnheiten wird sich schon diese Kostumstellung auf Ihr Gewicht auswirken. Wenn Sie aber bereits nach diesen Prinzipien gelebt haben oder wenn das Körpergewicht trotzdem zu hoch bleibt, muss man sich mit der Kalorienzufuhr beschäftigen. Reduzieren Sie die Kalorienzufuhr auf 1200 bis 1500 Kilokalorien in Abhängigkeit von Ihrer täglichen körperlichen Belastung. Dabei ist der Austausch kalorienreicher gegen kalorienärmere Nahrungsmittel besser als Mahlzeiten wegzulassen. 4 bis 5 Mahlzeiten sind auch weiterhin zu empfehlen. Austausch von Nahrungsmitteln bedeutet vor allem weniger Fett, das den höchsten Brennwert hat, also dem Organismus die meiste Energie liefert und zwar 9 Kilokalorien pro Gramm (Eiweiß und Zucker nur etwa 4 Kilokalorien pro Gramm).

Mein Vorschlag: 50% der Kalorien, die Sie jeden Tag zu sich nehmen, können durch Kohlenhydrate, 30% durch Fette und 20% durch Eiweiß gedeckt werden. Das sind bei einer täglichen Gesamtzufuhr von 1500 Kilokalorien etwa 200 g Kohlenhydrate, 50 g Fett und 70 g Eiweiß.

Das Fett sollte zu etwa je einem Drittel aus gesättigten Fetten, einfach ungesättigten und mehrfach ungesättigten Fettsäuren bestehen (siehe Seite 81).

Nach einem guten Anfangserfolg wird die tägliche Gewichtsabnahme meistens geringer, und dabei besteht die Gefahr, dass der Betroffene »aussteigt«. Wenn Sie täglich 1000 Kilokalorien weniger essen als der Körper benötigt, bedeutet das erst eine Gewichtsabnahme von reichlich 100 g Fettgewebe.

Sie sollten sich deshalb nicht zuviel vornehmen. 2 bis 3 kg pro Monat ist ein gutes Ergebnis. Wichtig ist, dass das Gewicht nicht wieder ansteigt.

Kontrollieren Sie regelmäßig Ihr Gewicht, möglichst täglich. Natürlich schwankt das Gewicht von Tag zu Tag, zum Beispiel in Abhängigkeit von Wassereinlagerungen im Gewebe. Wenn Sie Ihre Gewichtskurve grafisch darstellen, sehen Sie die Tendenz über einen längeren Zeitraum, das wird Sie zusätzlich motivieren.

Nahrungsmittel	Menge (in g)	Brennwert (in kcal)	Fett (in g)	Eiweiß (in g)	Kohlenhydrate (in g)
Gemüse (unzubereitet)	100	≤ 50	≤ 0,5	≈ 2,0	≈ 2 – 5
Artischocken, Auberginen, Bambussprossen, Blumenkohl, grüne Bohnen, Broccoli, Chicoree, Chinakohl, Eisbergsalat, Feldsalat, Fenchel, Grünkohl (Braunkohl), Gurken, Kohlrabi, Kohlrüben, Kopfsalat, Möhren, Paprika, Porree, Radicchio, Radieschen, Rettich, Rhabarber, Rosenkohl, Rote Bete, Rotkohl, Rucola, Sauerkraut, Schwarzwurzel, Spargel, Spinat, Tomaten, Weißkohl, Wirsing, Zucchini, Zwiebeln					
Kartoffeln (roh oder gek.)	100	70	0,1	2,0	14,8
Pilze (unzubereitet)	100	<30	~ 0,5	~ 2,5	~ 0,5
Hülsenfrüchte (roh)					
Weiße Bohnen	100	240	1,6	21	35
Erbsen	100	270	1,4	23	41
Linsen	100	270	1,5	24	41
Sojabohnen	100	330	18,3	35	6
Obst, Früchte, Beeren (unzubereitet)	100	40 – 60	~ 0,5	0,5 – 1,0	5 – 15
Apfel, Aprikosen, Birnen, Erdbeeren, Grapefruit, Heidelbeeren, Himbeeren, Kirschen, Orangen, Papaya, Pflaumen, Pfirsiche, Preiselbeeren, Melonen, Nektarinen, Zitronen					
Bananen	100	90	0,2	1,1	20
alle naturbelassenen ungezuckerten (frisch gepressten) Obst- und Gemüsesäfte entsprechen im Kaloriengehalt in etwa den Angaben für die ursprünglichen Früchte und Gemüsearten					

Nahrungsmittel	Menge (in g)	Brennwert (in kcal)	Fett (in g)	Eiweiß (in g)	Kohlenhydrate (in g)
Nüsse, Kerne	20	110 - 140	6 - 15	3 - 5	1 - 6
Haselnüsse (~ 10 Stück), Walnüsse (~ 5 Stück), Erdnüsse (roh und geröstet), Macadamianüsse, Mandeln, Paranüsse, Pekannüsse, Pinienkerne, Pistazien, Sesamkerne, Sonnenblumenkerne					
Getreideprodukte					
Buchweizen, Gerste, Mais, Roggen, Weizen- als Mehl, Grütze, Graupen etc.	100	290 - 370	1 - 3,8	8 - 12,7	60 - 73,5
Haferflocken	100	350	7,0	13	59
Mais - Popcorn	100	370	5,0	13	68
Reis - poliert, roh	100	350	0,6	7,4	78
Reis, gekocht	100	106	0,2	2,0	24
Weizen-, Roggen-Kleie	100	180	4,5	16 - 18	17
Stärkemehle (Kartoffel-, Mais-, Reis-, Weizen-Stärke)	100	340	0,1	~ 0,5	85

Tabelle 3: (S. 74 - 85) Physiologischer Brennwert (Energiegehalt) in Kilokalorien (kcal), Gehalt an Eiweiß, Fett und verwertbaren Kohlenhydraten in Gramm (g) gebräuchlicher Nahrungsmittel. Meistens werden die Angaben auf 100 g verzehrbaren Anteil bezogen. Bei üblicherweise verwendeten Portionen, zum Beispiel bei Nüssen, Brot, Fetten und Ölen, Getränken, Wurst und Käse wurden diese angegeben (z. B. 1 Esslöffel Butter ~ 20 g, 1 Esslöffel Öl ~ 10 - 15 g, 1 Scheibe Käse ~ 20 g, 1 Scheibe Wurst ~ 30 g).

Als Quelle für die Angaben in dieser Tabelle wurde vor allem „Die große GU Nährwert Kalorien Tabelle" von I. Elmadfa, W. Aign, E. Muskat, D. Fritzsche, Gräfe & Unzer Verlag GmbH München 2010, 3. Auflage, verwendet.

Nahrungsmittel	Menge (in g)	Brennwert (in kcal)	Fett (in g)	Eiweiß (in g)	Kohlenhydrate (in g)
Seefisch – fettarme Arten	100	72 – 96	0,1 – 1,9	17 – 20	< 0,5
Flunder, Heilbutt (weißer Heilbutt), Kabeljau (Dorsch), Schellfisch, Scholle, Steinbeißer, Seelachs, Seezunge, Steinbutt					
Weitere Seefische					
Hering (Atlantikhering)	100	230	18	18	< 0,5
Hering (Ostseehering)	100	155	9	18	< 0,5
Rotbarsch	100	105	3,6	18	< 0,5
Sardine	100	120	4,5	19	< 0,5
Seehecht	100	90	2,5	17	< 0,5
Lachs	100	200	14	20	< 0,5
Thunfisch	100	226	16	22	< 0,5
Süßwasserfisch – fettarme Arten Flussbarsch, Hecht, Schleie, Zander	100	~ 80	0,7 – 0,9	18 – 19	< 0,5
Weitere Süßwasserfische					
Aal	100	280	25	15	< 0,5
Felchen (Renke)	100	100	3,2	18	< 0,5
Forelle	100	100	2,7	20	< 0,5
Karpfen	100	115	5,0	18	< 0,5

Nahrungsmittel	Menge (in g)	Brennwert (in kcal)	Fett (in g)	Eiweiß (in g)	Kohlenhydrate (in g)
Fleisch					
Geflügel					
Ente	100	230	17	18	< 0,5
Gans	100	340	31	16	< 0,5
Huhn, Brathuhn	100	165	10	20	< 0,5
Pute	100	210	15	20	< 0,5
▸ Brust, ohne Haut	100	105	1,0	24	< 0,5
Kalbfleisch, ohne Fett	100	95	0,8	22	< 0,5
▸ Kotelett	100	110	3,1	21	< 0,5
Lammfleisch, ohne Fett	100	115	3,7	21	< 0,5
▸ Filet	100	110	3,4	20	< 0,5
▸ Kotelett	100	350	32	15	< 0,5
Rindfleisch, ohne Fett	100	100	1,9	21	< 0,5
▸ Filet	100	120	4,0	21	< 0,5
▸ Lende	100	130	4,5	22	< 0,5
Schweinefleisch, ohne Fett	100	105	1,9	22	< 0,5
▸ Bauch	100	260	21	18	< 0,5
▸ Eisbein	100	190	12	19	< 0,5
▸ Filet	100	104	2,0	22	< 0,5
▸ Kamm	100	190	14	17	< 0,5
▸ Kotelett	100	150	7,6	20	< 0,5
Wild (Hase, Reh)	100	110 – 120	1,3 – 3,6	21 – 23	< 0,5

Nahrungsmittel	Menge (in g)	Brennwert (in kcal)	Fett (in g)	Eiweiß (in g)	Kohlenhydrate (in g)
Fleisch- und Wurstwaren					
Bierschinken	30	50	3,4	5,0	< 0,5
Bockwurst (pro Stück)	90	250	23	11	< 0,5
Bratwurst (pro Stück)	90	270	26	8,8	< 0,5
Frankf. Würstchen (pro Stück)	70	190	17	9,2	< 0,5
Geflügelwurst (mager)	30	33	1,4	4,9	< 0,5
Knackwurst (pro Stück)	80	240	23	9,5	< 0,5
Leberwurst, grob	30	98	8,8	4,8	< 0,5
Leberwurst, mager	30	77	6,3	5,1	< 0,5
Teewurst (Braunschweiger)	30	120	9,4	4,2	< 0,5
Mortadella	30	104	9,8	3,7	< 0,5
Rotwurst	30	90	8,7	3,0	< 0,5
Salami	30	111	9,9	5,6	< 0,5
Schinken, gekocht	30	58	3,8	5,9	< 0,5
Schinken, geräuchert	30	115	11	5,1	< 0,5
Weißwurst (pro Stück)	70	200	19	7,8	< 0,5
Wiener Würstchen (pro Stück)	70	207	20	7,1	< 0,5

Nahrungsmittel	Menge (in g)	Brennwert (in kcal)	Fett (in g)	Eiweiß (in g)	Kohlenhydrate (in g)
Ei					
1 Hühnerei	58	90	6,6	7,4	0,4
Fette, Öle					
Tierische Fette	20	180	~ 19,5	< 0,5	< 0,5
Butterschmalz, Gänseschmalz, Lebertran, Rindertalg, Schweineschmalz					
Butter	20	150	17	< 0,5	< 0,5
Pflanzliche Fette und Öle	10	90	~ 9,5	< 0,5	< 0,5
Distelöl, Erdnussöl, Kokosfett, Leinöl, Olivenöl, Rapsöl, Sesamöl, Sojaöl, Sonnenblumenöl, Traubenkernöl, Walnussöl, Weizenkeimöl					
Margarine	20	144	16	< 0,5	< 0,5
Diätmargarine siehe Deklaration					
Mayonnaise, 80 % Fett	20	145	16	< 0,5	< 0,5
Mayonnaise, 50 % Fett	20	98	10	< 0,5	< 0,5

Nahrungsmittel	Menge (in g)	Brennwert (in kcal)	Fett (in g)	Eiweiß (in g)	Kohlenhydrate (in g)
Süßwaren und -speisen					
Bienenhonig	20	65	0	<0,1	16
Brotaufstrich auf Nussbasis	20	106	6,0	0,8	12
Gummibärchen	100	328	<0,5	6,0	76
▸ 1 Stück	1,6	5	<0,1	0,1	1,2
Konfitüre	20	53	< 0,5	0,1	13
Marzipan	100	490	25	8,0	59
Nougat	100	500	24	5,0	66
Schokolade, bittere (pro Tafel)	100	480	30	5,3	47
▸ pro Stückchen	5	24	1,5	0,3	2,4
Vollmilchschokolade (pro Tafel)	100	531	30	9,2	56
▸ pro Stückchen	5	27	1,5	0,5	2,8
Zucker	100	400	0	0	100
▸ 2 Stückchen Würfelzucker	5	20	0	0	20
Früchtecreme, zubereitet	100	110	3,0	3,0	18
Schoko-, Vanillecreme, zubereitet	100	140	6,0	3,0	20
Rote Grütze, zubereitet	100	85	0	0	21

Nahrungsmittel	Menge (in g)	Brennwert (in kcal)	Fett (in g)	Eiweiß (in g)	Kohlenhydrate (in g)
Getränke					
Alkoholfreie Getränke					
Colagetränke	200	86	0	< 0,5	11
Kalor.-arme Erfrischungsgetr.	200	20	0	< 0,5	2,0
Limonaden	200	100	0	< 0,5	12
Alkoholfreies Bier	500	138	0	2,1	30
Alkoholische Getränke					
Bockbier	500	290	0	2,3	16
Lagerbier	500	200	0	2,5	13
Pilsener	500	200	0	2,5	12
Weizenbier	500	230	0	2,5	13
Rotwein, trocken	200	135	0	0,4	5,2
Weißwein, trocken	200	140	0	0,2	5,2
Sekt	150	125	0	0,1	7,5
Dessertweine	100	160	0	0,1	15,0
Branntwein ▸ 38 %	25	53	0	< 0,5	<0,5
▸ 40 - 45 %	25	62	0	< 0,5	< 0,5
Likör	25	42	0	< 0,5	7,5

Molekülmassen: **Natrium ≈ 23** **Chlor ≈ 35** **Natriumchlorid ≈ 58**

Daraus ergibt sich

1 mol (1000 mmol) Natrium ist in 58 g Kochsalz enthalten

1 Gramm Kochsalz (NaCl) enthält 0,4 g Natrium (Na)
1 Gramm Natrium (Na) ist in 2,5 g Kochsalz (NaCl) enthalten

Der durchschnittliche Kochsalzverbrauch beträgt in Deutschland laut Intersalt-Studie 10 – 11 g, das heißt ca. 170 mmol Natrium pro Tag

Empfohlener Kochsalzverbrauch bei Bluthochdruck:
< 100 mmol, d. h. < 2,3g Natrium bzw. < 6 Gramm Kochsalz pro Tag

Abb. 17: Eckdaten zum Kochsalzverbrauch und Vergleich der in Tabellen verwandten Einheiten für Angaben zum Kochsalz (NaCl) und Natrium (Na) sowie Möglichkeiten der Umrechnung

Wichtige Nahrungsbestandteile

Kochsalz

Zwischen dem Kochsalzgehalt der Nahrung und dem Bluthochdruck bestehen enge Beziehungen, auf die ich schon im Kapitel »Ursachen des Bluthochdrucks« eingegangen bin.

Kochsalz ist Natriumchlorid (NaCl). Angaben in Nahrungsmitteltabellen, wissenschaftlichen Abhandlungen und Empfehlungen beziehen sich sowohl auf den Natrium- als auch den Natriumchloridgehalt und verwenden unterschiedliche Einheiten wie Gramm und mmol (millimol = ein tausendstel Mol). Zum Vergleich und zu Möglichkeiten der Umrechnung siehe Abb. 17.

Aus der traditionellen chinesischen Medizin, die noch vor unserer Zeitrechnung enstand, ist die Erkenntnis überliefert, dass »zuviel Salz einen harten Puls hervorruft«.

In verschiedenen Ländern der Welt hat man die Häufigkeit des Bluthochdrucks mit der täglichen Kochsalzzufuhr in der Bevölkerung verglichen. Dabei wurde interessanterweise festgestellt, dass Bevölkerungsgruppen mit einem niedrigeren Kochsalzverbrauch seltener an Bluthochdruck erkranken. So ist bei Eskimos, die sich sehr salzarm ernähren (durchschnittlich unter 5 g täglich), die Erkrankung sehr selten. Selbstverständlich können hier auch andere unterschiedliche Lebensgewohnheiten eine Rolle spielen.

In Japan war der Kochsalzverbrauch im Norden des Landes wesentlich höher als im Süden. Parallel dazu verhielt sich auch hier die Häufigkeit des Bluthochdrucks. In Nordjapan, wo die Menschen durchschnittlich über 25 g Kochsalz pro Tag und Person zu sich nahmen, wurde bei fast 40 Prozent der Bevölkerung erhöhter Blutdruck festgestellt, eine Tatsache, die für die Wirkung von Kochsalz in der Nahrung spricht.

Daraus und aus einer Vielzahl von Studien, in denen bewiesen wurde, dass es einen Zusammenhang zwischen dem Kochsalzverbrauch und der Hypertoniehäufigkeit gibt, kann man schließen, dass man die Hypertonie durch eine Verminderung des Kochsalzgehaltes der Nahrung beeinflussen kann. Der normale Kochsalzbedarf des Menschen liegt bei 1 bis 3 g. Er kann erhöht sein, wenn ein vermehrter Kochsalzverlust vorliegt, zum Beispiel bei Durchfällen oder bei starkem Schwitzen, also besonders unter tropischen Bedingungen. Dem Kochsalzbedarf von 1 bis 3 g steht aber bei uns eine durchschnittliche tägliche Kochsalzzufuhr von etwa 10 bis 11 g gegenüber. Auch das wissen wir aus Studien, in denen der Kochsalzverbrauch gemessen wurde wie der Intersalt-Studie, die in 32 Ländern durchgeführt wurde, auch in Deutschland und zwar in Bernried, Cottbus und in Heidelberg. Zu diesen Durchschnittswerten tragen aber auch Personen bei, die bis 20 g Kochsalz pro Tag zu sich nehmen. Hier besteht also für den Patienten eine Möglichkeit, seinen Blutdruck günstig zu beeinflussen.

Allerdings ist es schwer möglich, das Salz ganz wegzulassen. Da fast alle Nahrungsmittel Kochsalz enthalten, stößt eine streng kochsalzarme Kost auf große praktische Schwierigkeiten. Eine streng kochsalzarme Kost (unter 3 g Kochsalz je Tag) bedeutet den Gebrauch von speziell kochsalzarm zubereiteten Grundnahrungsmitteln, wie zum Beispiel von kochsalzarmem Brot, kochsalzarmer Wurst, entsalzter Milch. Die Kostform ist, wie gesagt, schwer zu verwirklichen und geschmacklich nicht attraktiv. Sie sollte nur dann angewendet werden, wenn es Gründe gibt, die eine notwendige medikamentöse Therapie ausschließen, vermag aber auch dann die Arzneimitteltherapie meist nicht zu ersetzen. Eine kochsalzarme Kost mit einem Gehalt unter 6 g in der täglichen Nahrung ist aber durchaus praktikabel und sollte vom Hochdruckkranken eingehalten werden. Sie bedeutet, dass der Salzstreuer vom Tisch verschwindet, dass

bis 0,2 g/100 g Verwendung ohne Bilanzierung möglich	**Frische Früchte (Säfte)**	
	▸ Fruchtkonserven	
	▸ Frisches Gemüse (Säfte)	
	▸ Kartoffeln (ungesalzen)	
	▸ Getreideprodukte (Haferflocken, Mehl, Reis etc.)	
	▸ Frischer Fisch (ungesalzen)	
	▸ Fleisch (ungesalzen)	
	▸ Milch und ungesalzener Speisequark	
bis 2,5 g/100 g Berechnung und Bilanzierung der täglichen Kochsalzzufuhr erforderlich	**Nahrungsmittel**	**Kochsalz in g/100g**
	▸ Brot (Roggenbrot bevorzugen)	1,0 - 2,0
	▸ Gemüsekonserven	0,4 - 1,0
	▸ Frischkäse 0,8	0,8
	▸ Fischkonserven 1,0 - 2,0	1,0-2,0
	▸ Frische Wurstwaren (z. B. Bierschinken etc., gekochter Schinken)	1,5 - 2,5
	▸ Käse	1,5 - 2,5
über 2,5 g/100 g vermeiden	**Nahrungsmittel**	**Kochsalz in g/100g**
	▸ Käsesorten wie Brie, Camembert	2,5 - 3,0
	▸ geräucherter Schinken	5,0
	▸ Speck	4,0
	▸ harte Wurstsorten	3,5 - 4,5
	▸ Tomatenketchup	2,8
	▸ Oliven, eingelegt	4,5
	▸ Salzstangen	4,0
	▸ Salzhering	10,0

Tabelle 4: Unterschiedlicher Kochsalzgehalt wichtiger Nahrungsmittelgruppen
Bei Bluthochdruck nicht mehr als 6 g Kochsalz täglich !

bei der Speisenzubereitung kein Kochsalz verwendet und auf Nahrungsmittel mit hohem Salzgehalt verzichtet wird.

Das sind vor allem solche, denen aus Konservierungs- oder Geschmacksgründen Kochsalz zugesetzt ist, wie Salzfisch, Salzgurken, gesalzene Nüsse oder Oliven, Ketchup, gepökeltes Fleisch (Kassler u. ä.). Auch Schinken, harte Wurstsorten sowie Käsezubereitungen enthalten viel Kochsalz – 100 g geräucherter Schinken zum Beispiel etwa 5,0 g, Käsesorten wie Camembert oder Vollfettkäse (der auch aufgrund seines hohen Fett- und damit Energieanteils nicht zu empfehlen ist), etwa 2,5 g pro 100 g.

Zu berücksichtigen ist auch, dass das Grundnahrungsmittel Brot relativ viel Kochsalz enthält und bei der Gestaltung einer kochsalzarmen Kost berücksichtigt werden sollte (Tabelle 4).

Frisches Gemüse kann ebenso wie Feinfrostgemüse ohne Einschränkungen genossen werden. Anders ist es mit Gemüsekonserven in Büchsen oder Gläsern, denen zur Konservierung Kochsalz zugesetzt wird. Ist es nicht möglich, frisches Gemüse zuzubereiten, sollten Sie Tiefkühlkonserven bevorzugen. Sie müssen allerdings beachten, dass Tiefkühlfertiggerichte zugesetztes Kochsalz enthalten können.

Ebenso wie frisches Gemüse können Sie Obst, Getreideprodukte, Milch und Milchprodukte unbegrenzt benutzen. Auch Fleisch und Fisch wird Kochsalz erst bei der Zubereitung zugesetzt.

Die Umstellung auf eine salzarme Ernährung sollte bewusst erfolgen. Untersuchungen haben gezeigt, dass Hochdruckpatienten oft einen höheren »Salzappetit« haben. Die Vielfalt an frischen Kräutern und an Gewürzen, die während des ganzen Jahres zur Verfügung stehen und die uneingeschränkt angewendet werden können, bieten schmackhafte Alternativen. Ein »faderer Geschmack« wird nur in der ersten Zeit nach der Umstellung empfunden. Im Gegenteil – der Eigengeschmack der Speisen und Aromastoffe, die sonst durch Kochsalz »erschlagen« werden, tritt stärker in Erscheinung.

Weiterhin sollten Sie, insbesondere bei der Behandlung mit blutdrucksenkenden Arzneimitteln, die Diuretika enthalten, Nahrungsmittel bevorzugen, die reich an Kalium und Magnesium sind.

Kalium und Magnesium

Ob die Gabe von Kalium und Magnesium den Blutdruck senkt, darüber streiten sich die Experten, vor allem beim Magnesium. Eine ausreichende Versorgung mit beiden Stoffen ist aber bei Bluthochdruck in jedem Fall wichtig, vor allem dann, wenn eine Behandlung mit Diuretika (blutdrucksenkende Mittel, die die Wasser- und Salzausscheidung fördern) erfolgt. Es gibt allerdings auch Diuretika, bei denen kein Kalium ver-

entgegen. Es ist reichlich in Milch- und Milchprodukten enthalten. Die Wirkung auf den Blutdruck ist fraglich. Aus Gründen des Bluthochdrucks sind keine speziellen Ernährungsempfehlungen erforderlich.

Fette

Unter dem Begriff »Fette« verbergen sich zahlreiche Substanzen, die unterschiedlich auf das Entstehen von arteriosklerotischen Blutgefäßveränderun-

DIE WICHTIGSTEN N-3-FETTSÄUREN SIND:

▸▸**α–Linolensäure (ALA)**

▸▸**Eicosapentaensäure (EPA)**

▸▸**Docosahexaensäure (DHA)**

- Alpha-Linolensäure ist eine sogenannte essenzielle Fettsäure, das heißt, sie ist lebensnotwendig, kann aber vom menschlichen Organismus nicht selbst gebildet, sondern muss mit der Nahrung zugeführt werden.
- Alpha-Linolensäure kommt in Pflanzen vor, zum Beispiel im Blattgemüse und ist Bestandteil pflanzlicher Öle; besonders hoch ist der Anteil in Lein- und Rapsöl.
- Alpha-Linolensäure kann im Organismus in die beiden genannten n-3-Fettsäuren Eicosapentaensäure und Docosahexaensäure umgewandelt werden. Beide Fettsäuren spielen eine wichtige Rolle im Stoffwechsel der Körperzellen. Sie sind Bestandteile der Zellmembran und fungieren als Vorstufen für Prostaglandine.
- EPA und DHA werden nicht nur im Organismus gebildet, sondern können auch direkt mit der Nahrung zugeführt werden. Die Hauptnahrungsquelle sind fettreiche Seefischarten wie Lachs, Sardine, Hering, Makrele und Thunfisch. Angereichert sind sie in Fischölpräparaten erhältlich, die in Apotheken, Drogerien und anderen Handelseinrichtungen angeboten werden.
- Omega-3-Fettsäuren wie EPA und DHA tragen zur Verhütung von Herz-Kreislauf-Krankheiten bei. Die aus ihnen gebildeten Prostaglandine wirken gefäßerweiternd und blutdrucksenkend und haben gerinnungshemmende Eigenschaften. Der Cholesterinspiegel wird günstig beeinflusst. Das sind alles gewichtige Argumente für die Berücksichtigung von Fisch im wöchentlichen Speiseplan. Mehr Fisch essen bedeutet ein geringeres Risiko für Herz-Kreislauf-Krankheiten. Das haben mehrere Studien und Analysen von Bevolkerungsgruppen mit unterschiedlichem Fischverkehr gezeigt.

gen wirken. Cholesterin (vor allem in tierischen Fetten und Eigelb enthalten) und die sogenannten Triglyzeride fördern das Entstehen von Herz-Kreislauf-Erkrankungen. Es wurde nachgewiesen, dass Personen, die einen erhöhten Gehalt an LDL-Cholesterin im Blut aufweisen, wesentlich häufiger einen Herzinfarkt erleiden oder an Durchblutungsstörungen erkranken als solche mit normalem Cholesterinspiegel.

Wichtig für eine präventiv orientierte Ernährung sind die sogenannten ungesättigten Fettsäuren. Sie können das LDL-Cholesterin senken und damit das Entstehen von Gefäßverkalkungen beeinflussen. Man unterscheidet einfach und mehrfach ungesättigte Fettsäuren. Zu den einfach ungesättigten Fettsäuren, abgekürzt MUFA (nach dem englischen Begriff mono-unsaturated fatty acids), gehört die Ölsäure. Sie stellt einen hohen Anteil von etwa 70% im Olivenöl, das der Hauptfettlieferant in der mediterranen Kost ist. Durch Olivenöl soll das LDL-Cholesterin im Blut gesenkt und das HDL-Cholesterin erhöht werden.

Bei den mehrfach ungesättigten Fettsäuren, abgekürzt PUFA (nach dem englischen Begriff poly-unsaturated fatty acids), sind zwei Substanzgruppen wichtig, die n-3- und die n-6-Fettsäuren. Sie unterscheiden sich in der chemischen Struktur durch die Position bestimmter Doppelbindungen im Fettsäuremolekül und werden auch als Omega-3- und Omega-6-Fettsäuren bezeichnet.

DIE WICHTIGSTEN N-6-FETTSÄUREN SIND:

- **α–Linolsäure (LA)**
- **γ–Linolensäure (GLA)**
- **Arachidonsäure (AA)**

Auch Alpha-Linolsäure ist essentiell, also lebensnotwendig und muss mit der Nahrung zugeführt werden. Nahrungsquellen sind vor allem pflanzliche Öle wie Sonnenblumenöl, Margarine, Nüsse, aber auch tierische Fette (als Bestandteil der oben erwähnten Triglyzeride). Auch Omega-6-Fettsäuren sind in den Zellmembranen zu finden, spielen aber eher bei Entzündungs- und Abwehrfunktionen des Organismus eine Rolle.

Im Herz-Kreislauf-System sind sie als Gegenspieler der Omega-3-Fettsäuren anzusehen. Arachidonsäure hat beispielsweise eine gerinnungsfördernde Wirkung.

Für die Prävention von Herz-Kreislauf-Krankheiten scheint deshalb ein Quotient n-6-/n-3-Fettsäuren von Bedeutung zu sein; empfohlen wird ein Verhältnis von 5:1 (12). In der Tabelle 6 sind Nahrungsmittel mit einem höheren Anteil an ungesättigten Fettsäuren

den, weil sie im oxidierten Zustand als freie Radikale wirken können. Diesen Schutz bietet zum Beispiel ein Vitamin-E-Zusatz.

Purine

Purine entstehen im Organismus und werden mit der Nahrung zugeführt. Aus ihnen entsteht die Harnsäure, die mit der Niere ausgeschieden wird. Die Erhöhung der Harnsäure im Blut (Hyperurikämie) kann zur Gicht mit schmerzhaften Gelenkentzündungen führen.

Störungen des Purinstoffwechsels mit Harnsäureerhöhungen können mit einem Bluthochdruck gemeinsam auftreten. Bei der Behandlung mit Diuretika wird oft eine Harnsäureerhöhung festgestellt. Sie kann auch beim Abnehmen auftreten. Alkohol fördert den Aufbau der Harnsäure. Reich an Purinen sind vor allem Innereien, Fleischextrakt, Kaviar, andere Fischrogen, Ölsardinen, Sardellen, Räucherfisch und manche Fischkonserven.

Ballaststoffe

Der Begriff für diesen Anteil unserer Nahrung klingt erst einmal negativ, als handle es sich um einen nutzlosen Bestandteil. Dem ist nicht so. Ballaststoffe werden zwar nicht oder nur zu einem sehr geringen Teil verdaut, aber sie sind wichtig für die Regulierung der Verdauung und die Darmtätigkeit. Ballaststoffe bestehen zum großen Teil aus Pflanzenfasern, zum Beispiel aus Zellulose. Ballaststoffe hemmen die Cholesterinaufnahme im Darm; ballaststoffreiche Ernährung senkt den Blutdruck, warum, weiß man eigentlich noch nicht. Außerdem erzeugen sie ein Sättigungsgefühl, ohne Kalorien zu liefern. Ballaststoffreich sind vor allem Vollkornprodukte aus Getreide, faserreiche Gemüse wie Erbsen, Bohnen, Kohlarten und Obstsorten, vor allem Trockenobst.

Spurenelemente

Zu Elementen, die nur in kleinen Mengen im menschlichen Organismus vorkommen, aber lebensnotwendig sind, gehören *Eisen, Zink, Mangan, Kupfer, Selen, Chrom, Molybdän, Kobalt, Jod und Fluor*.

Mangelerscheinungen unter den Bedingungen unserer Ernährung sind nur für Eisen, Jod und Fluor beschrieben. Ein Eisenmangel führt zu Störungen der Blutbildung, Jodmangel zu Störungen der Funktion der Schilddrüse und Fluormangel zu erhöhter Kariesanfälligkeit der Zähne.

Für die Verhütung des Bluthochdrucks spielen weitere Stoffe eine Rolle, die auch im Organismus in Spuren auftreten können, aber toxisch (giftig) sind. Das sind Blei, Cadmium und Quecksilber. Sie können über Nierenschäden zu Blutdruckerhöhungen führen. Chronische Vergiftungen können berufsbedingt sein oder zum Beispiel durch Wasser aus alten Bleirohren verursacht werden.

Vitamine und Antioxidantien

Es handelt sich hier um eine Gruppe von Stoffen, die bei der Gestaltung einer gesundheitsfördernden Ernährung berücksichtigt werden sollten. Sie sind nicht direkt blutdruckwirksam, sondern sie binden freie Radikale, die unter anderem LDL-Cholesterin in seine oxidierte Form umwandeln und bei der Arteriosklerose-Entstehung gemeinsam mit Bluthochdruck eine Rolle spielen können (siehe Seite 41). Dazu gehören *Vitamine* wie die Vorstufe des Vitamins A, das Beta-Carotin, Vitamin C und Vitamin E.

Aus der Gruppe der B-Vitamine fördert die *Folsäure* den Abbau des Homozysteins, das als Risikofaktor angesehen wird (siehe Seite 44). Es wurde deshalb vermutet, dass mit der regelmäßigen Einnahme von Folsäure der Entstehung von Herz-Kreislauf-Krankheiten vorgebeugt werden kann. Leider konnte dieser Effekt in entsprechenden Studien nicht nachgewiesen werden (9).

Wenn erhöhte Homozysteinspiegel im Blut bestimmt wurden und bereits eine Herz-Kreislauf-Krankheit besteht, kann die Einnahme von Folsäure erwogen werden. Vitaminmangel kann durchaus vorkommen, wenn man sich sehr einseitig ohne Frischkost ernährt, da nach längerer Lagerung, vor allem aber beim Kochen Vitamine zerstört werden. Die Konsequenz ist aber die Veränderung der Ernährung, der Ersatz durch Vitaminpräparate sollte der Ausnahmefall sein.

Als Antioxidantien wirken auch Aroma- und Farbstoffe pflanzlicher Herkunft wie die

Carotinoide

Eine interessante Substanz mit einer nachgewiesenen antioxidativen Wirkung ist das Lycopin, das vor allem in Tomaten, aber auch in anderen Früchten (zum Beispiel Melonen) enthalten ist. Im Gegensatz zu den meisten Vitaminen wird durch die Verarbeitung der Tomaten Lycopin nicht zerstört, sondern seine Verfügbarkeit für den Organismus erhöht.

Polyphenole

Polyphenole, zu denen auch die Flavonoide gehören, haben in der Pflanze Bedeutung für die Abwehr von Feinden und Schädlingen oder dienen – meist als Farbstoffe – dazu, Insekten zur Bestäubung anzulocken.

Polyphenole sind in Rotwein und in grünem Tee enthalten. Sie dienen als Erklärung dafür, dass für mäßigen Rotweingenuss und grünen Tee eine günstige Wirkung auf das Auftreten von

Herz-Kreislauf-Krankheiten beschrieben wurde (13, 14). Auswertungen von Studien an über 100 000 Personen haben ergeben, dass bei regelmäßigem Genuss von dunkler Schokolade weniger Herzinfarkte und Schlaganfälle auftreten (15).

Auch Schokolade enthält Polyphenole. Deshalb ist der Genuss von dunklen Schokoladensorten mit einem hohen Kakaoanteil (und wenig Zucker und Milch) durchaus zu empfehlen.

Schließlich soll noch Coenzym Q10 erwähnt werden. Es gehört zu den Ubichinonen, kann im menschlichen Organismus gebildet oder mit der Nahrung aufgenommen werden. Es ist in Geflügel und anderem Fleisch, auch in einigen Pflanzen enthalten. Erste Studien sprechen für eine leichte blutdrucksenkende Wirkung.

Alliin

In diese Gruppe gehören *Knoblauch* bzw. Präparate, die Knoblauch enthalten. Für den Inhaltsstoff des Knoblauchs, Alliin, ist eine leichte blutdruck- , wahrscheinlich auch cholesterinsenkende Wirkung nachgewiesen worden. Die Fließeigenschaften des Blutes werden günstig beeinflusst. Wer den Geschmack mag und wen der Geruch im Atem nicht stört, dem kann die Verwendung durchaus empfohlen werden. Aber auch hier ist wichtig – Knoblauch ersetzt eine notwendige Therapie nicht, er ergänzt sie nur.

Außerdem werden in Apotheken und Drogerien zahlreiche gesundheitsfördernde Mittel – meist pflanzlicher Herkunft – angeboten, die eine blutdrucknormalisierende Wirkung haben sollen. Sie ersetzen aber nie eine konsequente blutdrucksenkende Behandlung durch den Arzt und die beschriebenen nichtmedikamentösen Maßnahmen. Der Wunsch, ein bestimmtes Präparat einzunehmen, sollte immer mit dem behandelnden Arzt besprochen werden.

Zum Abschluss zu den Genussmitteln, also zu Tee und Kaffee sowie zum Alkohol- und Tabakkonsum.

Kaffee und Tee

Diese Getränke enthalten bekanntlich als wirksame Substanz das Koffein. Koffein hat mehrere Wirkungen – einmal einen anregenden Effekt (auch auf die Herztätigkeit), zum anderen erweitert es die Blutgefäße und fördert die Urinausscheidung. Die anregende Wirkung kann eine Blutdrucksteigerung zur Folge haben, die aber meist durch die Gefäßerweiterung ausgeglichen wird. Wegen der möglichen Blutdrucksteigerung hat man früher Hochdruckkranken Tee- oder Kaffeegenuss untersagt. Heute ist man toleranter (mit Ausnahme von noch nicht behandelten schweren Hochdruckfällen). Bei einem medikamentös gut eingestellten Hochdruckkranken bestehen gegen mäßigen Kaffee- oder

Teegenuss keine Bedenken. Allerdings ist auch wichtig, wie der Einzelne auf diese Getränke reagiert. Wenn bei Ihnen die erregende Wirkung besonders stark ist, sollten Sie besser darauf verzichten. Andererseits können die morgendlichen »Anlaufschwierigkeiten« bei einem Hochdruckkranken mit Kaffee oder Tee überbrückt und die Organdurchblutung gefördert werden.

Kurz noch einmal zusammengefasst: Tee- und Kaffeegenuss ist in mäßiger Menge beim behandelten und kontrollierten Hochdruckkranken (wenn nicht Magen-Darm-Probleme irgendwelche Einschränkungen erfordern) durchaus möglich, wenn sich der Patient dabei selbst wohlfühlt. Auf keinen Fall dürfen notwendige Erholungsphasen durch Koffeingenuss überspielt werden.

Alkohol

Mäßiger Alkoholgenuss hat bei Herz-Kreislauf-Krankheiten positive Effekte. Das »gute« HDL-Cholesterin wird erhöht. Im Rotwein wurden Stoffe gefunden, die Polyphenole, die antioxidative Wirkungen zeigen (siehe Seite 97). Wenn Sie also gelegentlich ein Glas Rotwein mit Genuss trinken oder auch andere Alkoholika in kleinen Mengen, kann das Ihre Lebenserwartung sogar positiv beeinflussen. Gegen einen mäßigen Alkoholgenuss ist also nichts einzuwenden, wenn nicht andere Organkrankheiten dagegen sprechen oder eine Suchtgefährdung besteht. Als obere Grenzwerte werden 20 g pro Tag für Frauen und 30 g pro Tag für Männer empfohlen; Alkohol sollte aber nicht täglich getrunken werden. Auf zwei wesentliche Punkte muss noch hingewiesen werden: Erstens haben alkoholische Getränke einen hohen Kaloriengehalt. Bei der Bedeutung des Körpergewichts für die Prognose des Hochdruckkranken ist diese Tatsache nicht zu unterschätzen Am günstigsten sind deshalb herbe bzw. trockene Weine. Zweitens können Medikamente die Verträglichkeit von alkoholischen Getränken mindern; das heißt, es tritt eine stärkere Müdigkeit auf oder eine zusätzliche Blutdrucksenkung durch die alkoholbedingte Gefäßerweiterung. Es sei noch einmal betont – wir sprechen von einem mäßigen, nur gelegentlichen Alkoholgenuss. Unter Einfluss von größeren Alkoholmengen kann bei medikamentöser Therapie der Blutdruck zu stark absinken, und dann sind ernste Nebenwirkungen möglich.

Chronischer Alkoholmissbrauch ist aber – wie gesagt – eine der wichtigsten Ursachen für die Entstehung der Hypertonie (siehe Seite 29).

Rauchen

Zum Rauchen, insbesondere von Zigaretten, gibt es einen ganz klaren Standpunkt. Es ist heute durch eine Reihe

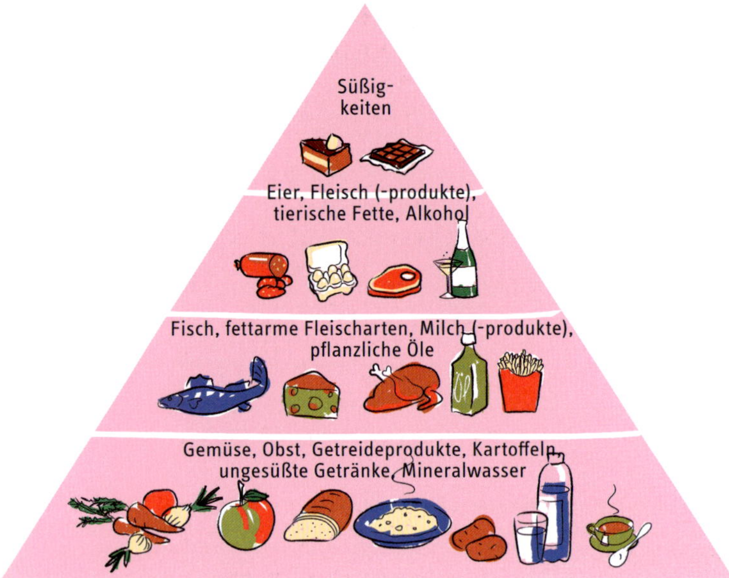
Süßig-
keiten
Eier, Fleisch (-produkte),
tierische Fette, Alkohol
Fisch, fettarme Fleischarten, Milch (-produkte),
pflanzliche Öle
Gemüse, Obst, Getreideprodukte, Kartoffeln,
ungesüßte Getränke, Mineralwasser

Abbildung 18: Ernährungspyramide

wissenschaftlicher Untersuchungen eindeutig nachgewiesen, dass Zigarettenraucher eine geringere Lebenserwartung als eine vergleichbare Gruppe von Nichtrauchern haben. Die Ursache liegt im höheren Risiko der Raucher, an Herz-Kreislauf-Krankheiten oder Bronchialkrebs zu erkranken oder auch häufiger an chronischer Bronchitis zu leiden.

Das im Tabak enthaltene Nikotin ist ein Gefäßgift. Schon in sehr geringen Mengen führt es zu einer vorübergehenden Gefäßverengung und damit zu einer Durchblutungsstörung. Diese Wirkung betrifft auch die Herzkranzgefäße. Es bedarf keiner weiteren Erklärung, dass Rauchen den Verlauf der Erkrankung negativ beeinflusst und dass dem Hochdruckkranken ohne Kompromiss davon abgeraten werden muss.

Das Risiko, eine Folgeerkrankung zu erleiden, ist deutlich höher als die einfache Addition der Risiken der beiden Faktoren Rauchen und Hypertonie und auch durch eine medikamentöse Therapie schlechter beeinflussbar. Das gilt generell für alle Formen des Rauchens, wenn auch der Pfeifen- oder Zigarren»genuss« weniger schädlich als das Zigarettenrauchen zu sein scheint.

Fazit

Nachdem wir uns mit den wichtigsten Nahrungsbestandteilen beschäftigt haben, fassen wir die wichtigsten Grundsätze noch einmal zusammen:

Wenn Sie Ihr Essen in diesem Sinne verändern, beziehen Sie Ihre Umgebung, vor allem Ihre Familie mit ein, auch, wenn deren Blutdruck normal ist.

Vieles von dem, was hier gesagt wurde, entspricht der mediterranen Ernährungsweise. In den südeuropäischen Ländern, wo sich die Menschen so ernähren, wie zum Beispiel in Italien, sind Herz-Kreislauf-Krankheiten wesentlich seltener.

- **Bluthochdruck verlangt keine spezielle Diät**, sondern eine gesundheitsfördernde Ernährung mit kochsalzbeschränkter Vollwertkost. Die Lebensmittelpyramide (Abbildung 18) veranschaulicht auf der jeweiligen Fläche, wie viel von jeder Lebensmittelgruppe verbraucht werden sollte.
- **Getreideprodukte** (möglichst Vollkorn) und Kartoffeln sollten Sie täglich essen. Das gilt auch für Gemüse und Obst, möglichst frisch und mehrmals am Tag zubereitet.
- **Reichlich Flüssigkeit** wird auch dem Hochdruckkranken empfohlen. 1,5 Liter pro Tag sind notwendig, wenn der Ihnen der Arzt nicht andere krankheitsbedingte Richtwerte vorgibt.
- **Milch und Milchprodukte** können ebenfalls zu Ihrem täglichen Speiseplan gehören. Beim Käse sind fettärmere Sorten zu bevorzugen.
- **Ein- bis zweimal in der Woche Fisch**, nicht jeden Tag Fleisch oder Wurst. Die tägliche Fleischmahlzeit ist in vielen deutschen Haushalten immer noch üblich.
- **Fett sollten Sie sparsam benutzen** und pflanzliche Öle (siehe Seite 81) bevorzugen.
- **Ersetzen Sie Salz** durch Gewürze und Kräuter und benutzen Sie wenig Zucker. Süßigkeiten sollten die Ausnahme sein.
- **Alkohol** wirkt in kleinen Mengen günstig auf das Herz-Kreislauf-System. Trockene Rotweine sind zu bevorzugen. Täglich nicht mehr als 25 - 30 g Alkohol bei Männern bzw. 15 - 20 g bei Frauen.
- **Essen soll Ihnen Freude bereiten**, vielseitige Gestaltung, schmackhafte und schonende Zubereitung gehören dazu. Nehmen Sie sich, wenn möglich, Zeit zum Essen.

Sie werden mit Recht einwenden, dass es schwer ist, diesen Empfehlungen gerecht zu werden, weil im beruflichen Alltag die Zeit einfach nicht ausreicht, um sich in die Küche zu stellen und dass deshalb das Angebot an Fertiggerichten sehr willkommen ist.

Außerdem sind Berufstätige oft auf Kantinenessen angewiesen, das auch nicht immer den Regeln einer gesunden Vollwertkost entspricht. Aber auch hier hat die Vielfalt zugenommen; ebenso bei den Fertiggerichten. Eventuell müssen Sie abends oder morgens (oder auch am nächsten Tag) ausgleichen, was Sie in der Kantine oder wegen anderer Verpflichtungen mittags auf dem Teller und im Glas hatten.

Körperliche und sportliche Betätigung

Richtig dosierte körperliche Betätigung fördert das Wohlbefinden und erhöht die Lebenserwartung. Täglich 15 Minuten Sport – die Dauer einer Nachrichtensendung im Fernsehen – verlängert das Leben im Mittel um drei Jahre. Das ergab eine Studie an über 400 000 chinesischen Bürgern (16). Europäische und amerikanische Untersuchungen kommen zu ähnlichen Ergebnissen. Der größte Teil der Bevölkerung leidet heute an Bewegungsmangel, da sowohl in der Arbeitswelt als auch im privaten Bereich körperliche Arbeit und Betätigung durch technische Hilfsmittel erleichtert oder ersetzt worden sind. Es gibt zwar auch heute Berufsgruppen, die schwere körperliche Arbeit leisten müssen, sie sind aber in der Minderheit und sind sicher nicht die Zielgruppe dieser Empfehlungen.

Welche körperlichen Aktivitäten, welche Sportarten sind für Sie geeignet, wenn Ihr Blutdruck zu hoch ist? Warum und wann sinkt der Blutdruck? Welche Gefährdungen sind mit sportlicher Betätigung verbunden?

Das Maß der körperlichen Belastung ist von der Schwere der Hochdruckerkrankung und vom Alter abhängig. Außerdem ist zu beachten, ob gleichzeitig blutdrucksenkende Medikamente eingenommen werden. In jedem Fall sollten Sie sich über das Maß der Belastung mit Ihrem Arzt beraten. Er wird in den meisten Fällen eine Belastungsuntersuchung, also eine Ergometrie durchführen. Sie ermöglicht eine Einschätzung, wie hoch Blutdruck und Puls in Abhängigkeit vom Belastungsgrad ansteigen und ob Hinweise für eine Herzfunktions- oder Herzrhythmusstörung unter höherer Belastung bestehen.

Bei nur geringer Blutdruckerhöhung ohne nachweisbare Organerkrankungen ist regelmäßige sportliche Betätigung (vor allem bei jüngeren Patienten) zu empfehlen. Ein dosiertes, regelmäßiges körperliches Training, das Freude bereitet, wirkt bei solchen Hochdruckformen fast immer günstig auf das Blutdruckverhalten. Dieser Effekt erscheint erst einmal paradox, da ja – wie gerade eben noch einmal bei der Ergometrie dargestellt – körperliche Belastung den Blutdruck deutlich erhöht. Die Blutdrucksenkung tritt in der anschließenden Erholungsphase ein und ist bei regelmäßigem Training auch andauernd.

WELCHE AKTIVITÄTEN ODER SPORTARTEN KÖNNEN EMPFOHLEN WERDEN?

Folgende Kriterien sind anzulegen, um Alltagsaktivitäten zu beurteilen oder geeignete Sportarten auszuwählen:

1. erforderlicher Krafteinsatz
2. Art des Krafteinsatzes
3. Belastungsdauer
4. psychische bzw. emotionale Beanspruchung
5. persönliche motorische Vorerfahrung
6. gesundheitsfördernde Bedeutung für andere Krankheiten

Warum sinkt der Blutdruck?

Vor allem unter Ausdauerbelastung wird die Muskulatur gefordert und muss mehr arbeiten; dazu braucht sie mehr Sauerstoff und Nährstoffe. Um den raschen Transport zu gewährleisten, werden die kleinen Blutgefäße erweitert und vorher schlecht durchblutete Gefäßgebiete wieder besser durchströmt. Das gilt auch in ähnlicher Weise für den Herzmuskel, wenn die körperliche Belastung richtig dosiert wird.

Werden die Gefäße erweitert, schwindet der Widerstand, gegen den das Herz pumpt und der Blutdruck sinkt. Regelmäßige körperliche Betätigung dämpft weiterhin die Aktivität des sympathischen Nervensystems und damit den Noradrenalingehalt im Blut; auch das wirkt blutdrucksenkend.

Körperliche Betätigung ist aber auch noch aus anderen Gründen für den Hochdruckkranken gesundheitsfördernd. Die arbeitende Muskulatur verbraucht mehr Nährstoffe, der Stoffwechsel wird erhöht, mehr Zucker und Fette werden verbrannt. Folglich besteht ein positiver Einfluss auf Zucker- und Fettstoffwechselstörungen, der Blutzucker geht herunter, ebenso das LDL-Cholesterin. Das günstige HDL-Cholesterin wird erhöht. Der erhöhte Energieverbrauch führt zum Gewichtsverlust.

Schließlich wird auch das Gerinnungssystem des Blutes beeinflusst. Die

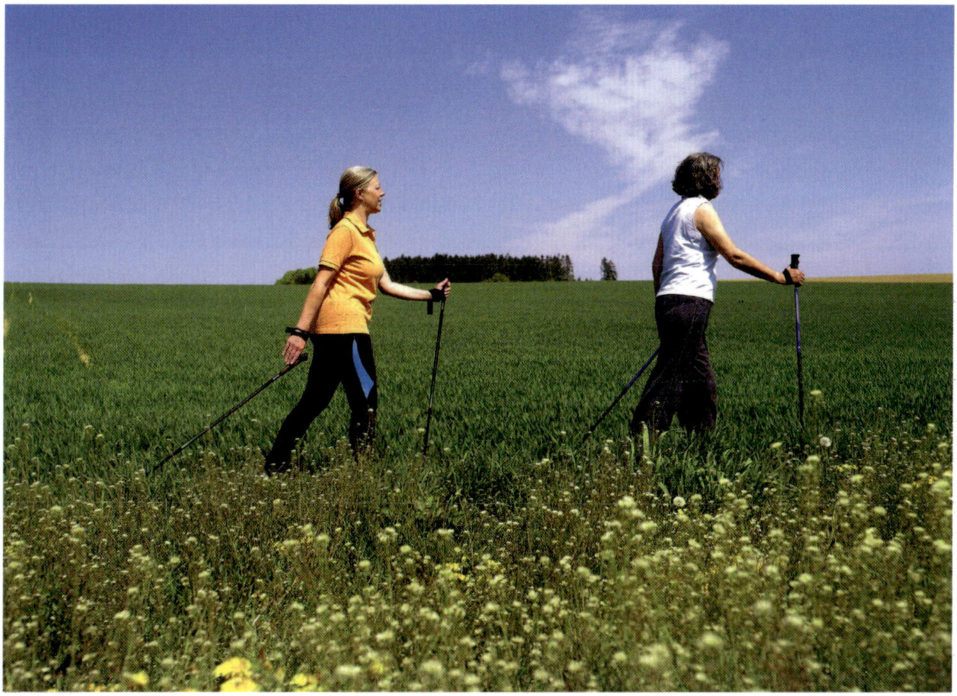

geeignete Sportarten:	▸ Forciertes Gehen ▸ Ausdauerlauf (Jogging) ▸ Wandern, Nordic Walking ▸ Radfahren ▸ Skilanglauf (in der Ebene) ▸ Fahrrad-Hometrainer ▸ Ballsportarten wie Golf, Tischtennis
weniger geeignete Sportarten (Belastungsmaß nicht immer steuerbar):	▸ Schwimmen (siehe auch Text) ▸ Wanderrudern ▸ Dynamisch orientierte Gymnastik ▸ Dynamisch orientierte gymnastische Übungen ▸ Tennis ▸ Mannschaftsspiele wie Volleyball, Fußball (keine Wettkämpfe!)
nicht geeignete Sportarten bzw. Übungen (Pressdruck, plötzliche starke Kraftentwicklung):	▸ alle Leichtathletikdisziplinen mit ▸ Ausnahme von Laufen und Gehen ohne Wettkampfcharakter ▸ Body-Building ▸ Kraftsportarten wie Gewichtheben einschließlich Hantel- und Expanderübungen ▸ Sportspiele mit hoher Belastung und Anspannung wie Squash, Basketball ▸ Kampfsportarten wie z. B. Boxen ▸ Seilklettern, Klimmzüge, Liegestütz, Kniebeugen

Tabelle 8: Eignung von Sportarten bei Bluthochdruck

Bluthochdruck geeignet sind, ist in der Tabelle 8 zusammengefasst.

Auch dem Patienten mit Bluthochdruck höherer Schweregrade ist körperliche Betätigung zu empfehlen und als Ausgleich notwendig, zum Beispiel Spazieren gehen, leichte Gartenarbeit und ähnliches. Bei sehr sehr hohen Werten, die medikamentenpflichtig und noch nicht ausreichend therapeutisch eingestellt sind, wird der Arzt alle Formen körperlicher Übungen untersagen.

Wie kann man während der sportlichen Betätigung den Kreislauf überwachen und eine Überbeanspruchung vermeiden? Die Blutdruckmessung ist mit den üblichen Messmethoden während der sportlichen körperlichen Bewegung schwer durchzuführen. Es wird deshalb empfohlen, den Puls zu kontrollieren. Das ist sowohl mit einfachen Geräten möglich als auch durch Tasten des Pulses an der Halsschlagader oder am Handgelenk. Dabei können Sie auch überprüfen, ob der Puls regelmäßig schlägt.

Als Faustformel gilt: Der Puls unter Belastung sollte maximal 180 minus Lebensalter betragen.

Sie sollten noch in der Lage sein, sich während der sportlichen Tätigkeit zu unterhalten, also »Laufen ohne zu schnaufen«.

Werden Sie mit Beta-Blockern behandelt, ist der Puls dadurch erniedrigt und steigt auch weniger an. Deshalb sind dann niedrigere Grenzwerte für den Belastungspuls anzusetzen, etwa 10 bis 15 Schläge weniger.

Physiotherapie

Neben der körperlichen Übungstherapie werden für die Behandlung des erhöhten Blutdrucks noch eine Reihe physiotherapeutischer Methoden empfohlen. Das sind zum Beispiel Sauna, Kohlensäurebäder, Bürstenmassagen u. ä..

Diese Methoden können zur Verbesserung der Gefäßregulation führen und damit einen günstigen Einfluss ausüben. Sie sollten in jedem Fall mit dem behandelnden Arzt abgesprochen werden. Saunen senkt den Blutdruck. Wenn Sie Spaß daran haben, sich dabei wohlfühlen und Ihr Arzt nichts dagegen hat, ist gegen die Saunaanwendung nichts einzuwenden. Unbedingt vermeiden müssen Sie die übliche plötzliche Abkühlung zum Abschluss des Saunabades, zum Beispiel im Tauchbad. Diese kann zu einem zwar kurzdauernden, aber exzessiven und raschen Blutdruckanstieg bis zu Werten über 300 mm Hg führen, der Sie erheblich gefährden kann. Bei Bluthochdruck muss die Abkühlung allmählich und vorsichtig unter der Dusche erfolgen.

Was kann gegen den Stress unternommen werden?

Stress kann zu Bluthochdruck führen oder seine Entstehung begünstigen, wie wir bereits erläutert haben. Ähnlich wie bei der Ernährung sollten Sie erst einmal Bilanz ziehen, welche Rolle Stress in Ihrem Leben spielt und was Sie verändern können.

Wie bereits gesagt, ist Leben ohne Stress nicht denkbar und in der Auseinandersetzung mit positiven und negativen Umwelteinflüssen entwickeln sich der Körper und die Persönlichkeit. Vielfach wird auch zwischen Eustress (»guter« Stress) und Distress (»schlechter« Stress) unterschieden. Der Unterschied liegt vor allem in der Art des Reagierens. Wenn ich das Problem lösen kann (einfaches Beispiel: Befriedigung von Hunger- oder Durstgefühl), handelt es sich um Eustress. Krankheitsfördernd und blutdrucksteigernd ist der Distress. Hier ist das Problem entweder objektiv nicht lösbar (zum Beispiel Verlust eines Ehepartners) oder Sie glauben, nicht in der Lage zu sein, es zu lösen (zum Beispiel beruflicher Ärger, familiäre Konflikte, finanzielle Probleme, Terminnot etc.).

Ausruhen zu verstehen. Sie sollte sinnvoll genutzt werden, um die Freude am Leben und das persönliche Wohlbefinden zu erhöhen, das heißt, um Interessen und Hobbys nachzugehen, die sich sinnvoll mit der beruflichen Tätigkeit ergänzen. Hier sei noch einmal auf die Rolle der sportlichen Betätigung verwiesen. Ihre Feierabendgestaltung sollte sich auf keinen Fall im passiven Sitzen vor dem Fernsehapparat, das Glas Bier und die Zigarette zur Rechten und irgendeine Nascherei, reich an Kalorien und Kochsalz zur Linken, erschöpfen. Selbstverständlich ist das Fernsehen eine interessante Informationsquelle, die aber kritisch genutzt werden sollte. Empfehlenswert ist es, sich ein Programm zusammenstellen, das Zeit für andere Dinge und ausreichenden Nachtschlaf lässt, und nicht das gesamte Abendprogramm über sich ergehen zu lassen.

Empfehlenswerte Alternativen sind das Bücherlesen, Musikhören, Spazieren gehen oder das Betreiben eines anderen Hobbys, das aktive Betätigung fordert.

Wichtig ist ausreichender Nachtschlaf, um eine regelmäßige, genügend lange Entspannungsperiode zu gewährleisten.

Empfehlungen für den Urlaub

Wenn wir über Freizeit sprechen, ergibt sich die Notwendigkeit, auch die Gestaltung des Urlaubs zu erörtern.

Sie sollten Ihren Jahresurlaub zusammenhängend nehmen, da eine kurze Unterbrechung des Arbeitsrhythmus für eine »Umstimmung« nicht ausreicht. Falls er geteilt werden muss, sollte die Hälfte der Zeit im Winter genommen werden. Am Urlaubsort sollten Sie nach Möglichkeit Ihren persönlichen Interessen und Neigungen nachgehen können. Der Hochdruckkranke kann sich nur dann richtig erholen, wenn der Reizpegel gesenkt wird, und er zum eigenen Lebensrhythmus findet. Der überfüllte Strand eines Seebades bietet nicht unbedingt die günstigsten Bedingungen. Wandern im Gebirge bis zu einer Höhe von ca. 1500 m Höhe ist möglich; Sie müssen allerdings berücksichtigen, dass der niedrigere Luftdruck und der damit verbundene geringere Sauerstoffgehalt bei körperlichen Anstrengungen das Herz-Kreislauf-Systems stärker belastet.

Für unterschiedliche klimatische Bedingungen gibt es keine generellen Einschränkungen. Bei schwereren Hypertonieformen wird von einem Aufenthalt im Hochgebirge abgeraten. Hier sollte sich der Betreffende am besten mit seinem behandelnden Arzt beraten.

DIE BEHANDLUNG MIT MEDIKAMENTEN

In diesem Kapitel wie im ganzen Buch wird grundsätzlich nicht auf einzelne Präparate unterschiedlicher Hersteller eingegangen, sondern es werden ausschließlich die internationalen Freinamen für Wirkstoffe und Arzneimittelgruppen verwendet.

Eine lange nicht behandelte Hypertonie führt unweigerlich zu Folgeerscheinungen. Bis zur ersten Hälfte des vorigen Jahrhunderts konnte man diese Entwicklung nicht oder nur mit sehr unzureichenden Mitteln beeinflussen. Eine Behandlung war die sogenannte Kempner-Reisdiät, mit der eine salzarme und kaliumreiche, aber sonst sehr einseitige Ernährung für einige Zeit den Blutdruck verminderte. Im Wesentlichen beschränkten sich die Ärzte auf die Behandlung akuter Blutdruckerhöhungen oder der Komplikationen. Dabei spielte der Aderlass eine wesentliche Rolle.

> Der Arzt kann bei Bluthochdruck heute glücklicherweise vorbeugend handeln, statt sich auf die Therapie der Komplikationen zu beschränken.
>
> Die Voraussetzungen dafür wurden in der zweiten Hälfte des vorigen Jahrhunderts geschaffen. Die Zeit seit dem Ende des Zweiten Weltkrieges ist deshalb eine der erfolgreichsten Perioden der Arzneimittelforschung. Mit den in dieser Zeit entwickelten Medikamenten ist es bei fast allen Hochdruckkranken möglich, den Blutdruck wirksam zu senken, ja meist zu normalisieren.

In vergangenen Jahrhunderten wurde diese Behandlungsmethode in großem Stil angewendet, wie aus zeitgenössischen medizinischen Abhandlungen und auch aus Darstellungen der bildenden Kunst bekannt ist. Es war die einzige Maßnahme, die bei drohendem oder eingetretenem »Schlagfluss«, also beim Schlaganfall, einen gewissen Erfolg versprach. Ein Blutgefäß, in der Regel eine oberflächliche Armvene (die auch heute der Blutentnahme für diagnostische Zwecke dient), wurde geöffnet und eine größere Blutmenge – 500 ml und mehr – entnommen. Es ist klar, dass durch die Verminderung der zirkulierenden Blutmenge der Druck im Kreislaufsystem sinkt und eine bestehende Lungenstauung geringer wird. Soweit so gut. Dieser günstige Effekt ist jedoch nur kurze Zeit wirksam. Die Regulationssysteme im Organismus reagieren auf diesen Blutdruckabfall mit einer Gefäßverengung, um durch Einströmen von Flüssigkeit aus dem Gewebe in die Blutbahn den Druck aufrechterhalten. Der Blutdruck wird zwar für kurze Zeit gesenkt, durch die anschließende Gefäßverengung und den Blutverlust verschlechtert sich aber langfristig die Versorgung geschädigter Organe (zum Beispiel des Gehirns) mit Sauerstoff. Aus diesen Gründen wird der Aderlass in der Therapie akuter hypertoniebedingter Zustände seit langem nicht mehr angewendet.

Die Langzeitbehandlung mit Medikamenten wurde durch die Entdeckung der blutdrucksenkenden Wirkung von *Reserpin* eingeleitet. Es ist Hauptbestandteil einer indischen, in der Volksheilkunde angewendeten Heilpflanze, der Rauwolfia serpentina. Man bediente sich dieser Droge wegen ihrer beruhigenden, Schlaf auslösenden Wirkung. Etwa seit den 1950er Jahren verwendete man zuerst die Rauwolfia-Alkaloide und dann die darin enthaltene Reinsubstanz Reserpin als blutdrucksenkendes Arzneimittel.

Reserpin wirkt vor allem auf das sympathische Nervensystem. Wegen Nebenwirkungen wie Schläfrigkeit und Antriebslosigkeit wird es heute kaum noch angewendet, obwohl immer noch reserpinhaltige Präparate existieren.

Ebenfalls in den 50er Jahren wurden die **Diuretika** in die Behandlung der Hypertonie eingeführt. Sie sind auch jetzt noch wichtiger Bestandteil der Palette blutdrucksenkender Arzneimittel. Diuretika (auch oft als »Wassertabletten« bezeichnet) waren für die Behandlung von Herz- und Nierenerkrankungen, die mit übermäßiger Flüssigkeitseinlagerung (Bildung von Ödemen) im Körper einhergehen, entwickelt worden, um eine beschleunigte Ausschwemmung dieser Ödeme über die Niere zu bewirken. Diuretika führen zur erhöhten Wasser-, aber auch Natrium- bzw. Kochsalzausscheidung in der Niere. Weniger Natrium bedeutet niedrigerer Blutdruck.

In den 60er Jahren wurde das Spektrum um die **Beta-Rezeptorenblocker** erweitert. Für die Entwicklung des ersten Beta-Rezeptorenblockers Propranolol erhielt der Wissenschaftler James W. Black später den Nobelpreis.

Diese Arzneimittel wirken blutdrucksenkend, weil die Überleitung blutdrucksteigernder Impulse im sympathischen Nervensystem blockiert wird. Beta-Rezeptorenblocker werden besonders am Herzen wirksam und senken meist neben dem Blutdruck auch die Pulsfrequenz und den Sauerstoffverbrauch des Herzens. Sie werden auch zur Behandlung der koronaren Herzkrankheit angewendet.

Kalziumantagonisten sind die therapeutische Errungenschaft der 70er Jahre. Kalzium spielt eine wichtige Rolle in der Funktion des Herzmuskels, aber auch in den Gefäßwandmuskelzellen, welche die Weite der Arterien regulieren. Ein erhöhter Kalziumspiegel in diesen Zellen fördert ihre Kontraktion, das heißt ihre Verkürzung und damit die Verengung der Gefäße. Kalziumantagonisten hemmen den Eintritt von Kalzium-Ionen in diese Zellen, führen zur Erweiterung der Gefäße und damit zur Blutdrucksenkung. Diese Arzneimittelgruppe hat ebenfalls einen günstigen Effekt auf Durchblutungsstörungen des Herzens.

In der gleichen Dekade wurden die **Alpha-Rezeptorenblocker** Bestandteil der blutdrucksenkenden Therapie. Sie beeinflussen – ähnlich wie die Beta-Blocker – die Übertragung von blutdrucksteigernden und gefäßverengenden Impulsen im sympathischen Nervensystem, wirken aber fast ausschließlich an den Blutgefäßen. Deren Erweiterung führt zur Blutdrucksenkung.

In den folgenden Jahren wurden vor allem Medikamente entwickelt, die auf das Renin-Angiotensin-Aldosteron-System wirken.

1981 wurde *Captopril*, der erste **Hemmer des Angiotensin-Konversionsenzyms (ACE)** in die Therapie der Hypertonie eingeführt.

Auf Seite 21 wurde bereits beschrieben, dass Angiotensin II einer der wirksamsten blutdruckerhöhenden körpereigenen Stoffe ist, der bei der Entstehung der Hypertonie und auch bei der Entwicklung von Folgeerkrankungen eine Rolle spielen kann. Die ACE-Hemmer blockieren die Bildung dieses Stoffes im Organismus über die Hemmung des Konversionsenzyms. Gleichzeitig wird auch der Abbau von gefäßerweiternden Stoffen verhindert. Die Blutgefäße werden erweitert und der Blutdruck gesenkt. Die durch Angiotensin II bewirkte Aldosteronproduktion in der Nebenniere wird vermindert. Die beschriebenen Effekte entlasten das Herz, deshalb wendet man diese Arzneimittel auch bei der Herzmuskelschwäche (Herzinsuffizienz) an.

Seit 1995 stehen die **Angiotensin-II-Antagonisten** zur Behandlung des Hochdruckkranken zur Verfügung. Sie wirken in ähnlicher Weise wie die ACE-Hemmer, blockieren aber nicht die Bildung des Angiotensin II, sondern verhindern seine Wirkung auf den Rezeptor der Gefäßmuskelzelle. Dadurch erweitern sich die Gefäße und der Blutdruck sinkt.

Es erschien logisch, dass der Blutdruck sich auch durch eine Hemmung der Renin-Wirkung senken lassen müsse. Die Suche nach entsprechenden Wirkstoffen, die als Arzneimittel geeignet sind, war erst vor einigen Jahren erfolgreich. 2007 wurden die **Reninhemmer** als vorerst letzte Erweiterung des therapeutischen Spektrums beim Bluthochdruck eingeführt. Die Wirkung der drei Arzneimittelgruppen auf das Renin-Angiotensin-Aldosteron-System ist in Abbildung 19 (S. 117) beschrieben.

Seit den 50er Jahren wurde so die blutdrucksenkende Therapie schrittweise verbessert. Besonders eindrucksvoll ist neben dem Wirkungszuwachs, dass die Hochdrucktherapie zunehmend nebenwirkungsärmer gestaltet werden kann. Während vor 40 bis 50 Jahren eine wirksame Blutdrucksenkung mit Nebenwirkungen wie Schläfrigkeit, vermindertem Leistungsvermögen und Impotenz erkauft werden musste, gelingt es heute fast in allen Fällen eine Therapie zu finden, die problemlos vertragen wird. Natürlich gibt es kein wirksames Medikament ohne Nebenwirkungen. Deshalb ist immer eine ärztliche Überwachung erforderlich, um diese zu erkennen.

Zu den Nebenwirkungen siehe Seite 119.

In dieser Übersicht sind die wichtigsten Arzneimittelgruppen zur Behandlung der arteriellen Hypertonie berücksichtigt worden. Für die aktuelle Behandlung sind die Diuretika, Beta-Rezeptorenblocker, Kalziumantagonisten, ACE-Hemmer und Angiotensin-Antagonisten Medikamente der ersten Wahl (1,2). Die Alpha-Rezeptorenblocker werden in der Regel nur dann angewendet, wenn mit diesen fünf Gruppen kein ausreichender Effekt erzielt wird. Für die Renin-Hemmer, die erst seit vier Jahren im Gebrauch sind, steht die detaillierte Beurteilung noch aus

Weitere Informationen wird der behandelnde Arzt zu den Wirkungen und möglichen Nebenwirkungen der verordneten Medikamente geben. Zusätzlich ist auf den Beipackzettel zu verweisen; Fragen, die sich beim Lesen dieser arzneispezifischen Information ergeben, sollten immer mit dem Arzt besprochen werden.

Ziel und Wirksamkeit der Behandlung

Ziel der Behandlung ist es, den Blutdruck zu senken, nach Möglichkeit den systolischen und diastolischen Blutdruck zu normalisieren. Wie weit und wie schnell der Blutdruck zu senken ist, entscheidet aber immer der Arzt.

In wissenschaftlichen Untersuchungen, die von mehreren Forschergruppen in der Welt durchgeführt wurden, ist eindeutig nachgewiesen, dass eine konsequente blutdrucksenkende Behandlung den Hochdruckkranken vor Komplikationen schützt. Als in den 50er und 60er Jahren des 20. Jahrhunderts die ersten wirksamen Medikamente zur Verfügung standen, war man sich noch nicht sicher. Damals sprach man noch von einem sogenannten Erfordernishochdruck, da man fürchtete, dass durch die Senkung des Blutdrucks die Durchblutung wichtiger Organe wie der Niere verschlechtert werden könne. Studien, die man deshalb in dieser Zeit durchführte – zuerst an Patienten mit einer Hypertonie höherer Schweregrade, zeigten aber eindeutige Ergebnisse (17). Schlaganfälle wurden durch die blutdrucksenkende Therapie verhütet und hochdruckbedingte Verschlechterungen der Nierenfunktion seltener beobachtet. In den folgenden Jahren mit der Erweiterung des Spektrums blutdrucksenkender Medikamente konnte auch die schützende Wirkung bei leichteren Hochdruckformen bewiesen werden. Neben Schlaganfällen und Nierenfunktionsstörungen konnten auch das Auftreten einer Linksherzvergrößerung, der koronare Herzkrankheit mit der Gefahr des Herzinfarktes beeinflusst werden. Die Druckentlastung der Gefäße und des Herzens verbessert langfristig die Durchblutung und senkt die Gefahr arteriosklerotischer Gefäßveränderungen. Studien zur Bewertung blutdrucksenkender Arzneimittel werden regelmäßig durch internationale Expertengremien bewertet und in Therapieempfehlungen für die Ärzteschaft umgesetzt (18).

Um heute ein neues Medikament in die erste Reihe der blutdrucksenkenden Mittel aufzunehmen, reicht allein der Nachweis der Blutdrucksenkung nicht mehr aus. Es muss im Vergleich zu Mit-

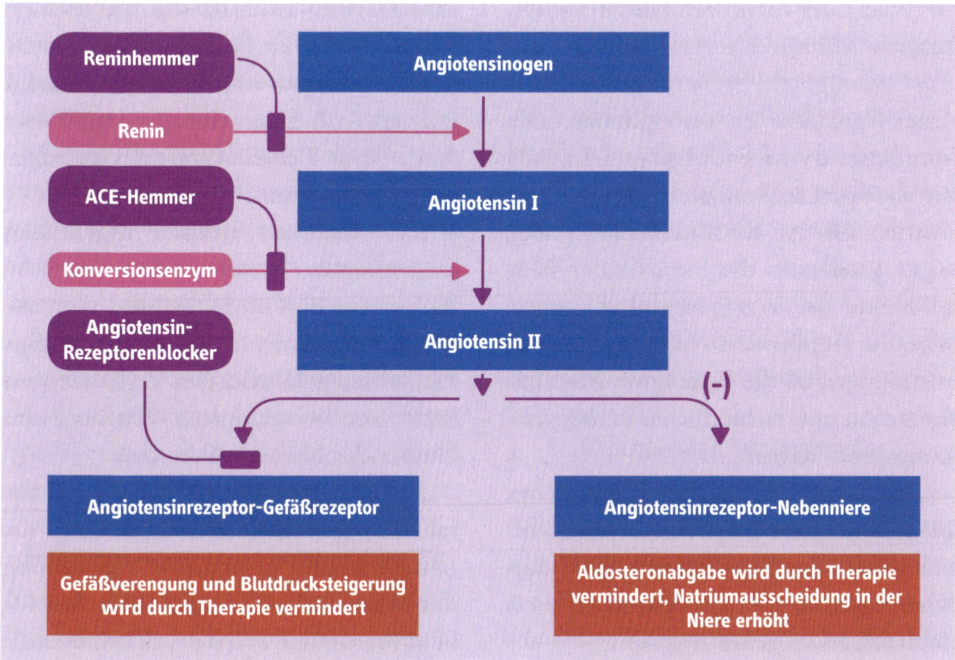

Abbildung 19: Wirkung blutdrucksenkender Arzneimittel auf das Renin-Angiotensin-Aldosteron-System (RAAS).

ZUSAMMENFASSUNG

Die Behandlung mit blutdrucksenkenden Arzneimitteln ist zurzeit die wirkungsvollste Art der Therapie des Bluthochdrucks. Sie führt zu einer Senkung des Blutdrucks und verhütet Komplikationen der Hypertonie.

In den meisten Fällen handelt es sich um eine Langzeitbehandlung.

Blutdrucksenkende Mittel können bei manchen Patienten unerwünschte Nebenwirkungen haben, die aber in keinem Verhältnis zu den schweren, lebensbedrohlichen Komplikationen stehen, die nichtbehandelter Bluthochdruck auf lange Zeit mit sich bringt.

Die Arzneimitteltherapie sollte immer mit den Möglichkeiten der nicht medikamentösen Behandlung kombiniert werden. Die Wirksamkeit der blutdrucksenkenden Präparate wird dadurch erhöht, und die tägliche Tablettenzahl vermindert.

ent mit Bluthochdruck die nicht medikamentösen Möglichkeiten der Blutdrucksenkung nutzen. Effekte beider Behandlungsformen summieren sich. Einige spezielle Fragen der Kombination erläutert Tabelle 9.

Bluthochdruck und Verkehrstauglichkeit

Bluthochdruck kann zu eingeschränkter Fahrtauglichkeit führen, wenn die Blutdruckwerte sehr hoch und Veränderungen bestimmter Organe, zum Beispiel des Augenhintergrundes, nachweisbar sind. Zusätzlich erhöht Autofahren in der Regel – abhängig von der aktuellen Situation – den Blutdruck. Wieweit die Fahrtüchtigkeit eingeschränkt ist, sollte der behandelnde Arzt beurteilen.

Auch Arzneimittel können die Fahrtauglichkeit einschränken, da sie – meist durch eine beruhigende Wirkung – die Reaktionsfähigkeit herabsetzen. Das trifft auch auf einige blutdrucksenkende Medikamente zu. Der Arzt muss deshalb informiert werden, ob der Patient aktiver Kraftfahrer ist, damit er diese Tatsache bei seiner Entscheidung über die Art der Therapie berücksichtigen kann.

Grundsätzlich muss beim noch unbehandelten ausgeprägten Bluthochdruck während des Beginns einer blutdrucksenkenden Behandlung und beim Wechsel eines Arzneimittels auf das Autofahren verzichtet werden! Es besteht zeitlich begrenzte Fahruntauglichkeit. Bei ausreichend reguliertem Blutdruck und guter Verträglichkeit der medikamentösen Behandlung kann nach Rücksprache mit dem behandelnden Arzt ein Kraftfahrzeug geführt werden.

Letztlich trägt der Kraftfahrer aber selbst die Verantwortung für seine Fahrtüchtigkeit. Er muss notwendige Ruhepausen einhalten, die Fahrt ausgeruht antreten, darf sich nicht zu lange Fahrtstrecken vornehmen und keine zusätzlichen Medikamente nehmen, die die Reaktionsfähigkeit einschränken können.

Bei *Flugreisen* ist zu beachten, dass Flugzeuge heute zwar mit Druckausgleichkabinen ausgerüstet sind, der Druckausgleich aber nicht vollständig ist. Der Aufenthalt in diesen Maschinen entspricht etwa den Luftdruckverhältnissen in 2000 m Höhe (also Hochgebirgsbedingungen). Patienten mit schweren Formen des Hochdrucks ist deshalb von Flugreisen abzuraten. Das gilt besonders dann, wenn der Blutdruck nicht ausreichend medikamentös eingestellt ist oder bei bekannten Komplikationen. Auch hier ist eine Beratung mit dem behandelnden Arzt notwendig. Bei sehr langen, beruflich oder aus Urlaubsgründen erforderlichen Flugreisen ist darüber hinaus zu berücksichtigen, dass der Hochdruckkranke Zeitverschiebungen und plötzliche Milieu- und Klimawechsel schlechter toleriert als der Reisende mit normalem Blutdruck. Die Zeitplanung muss entsprechend gestaltet werden. Nicht zuletzt ist darauf zu achten, dass bei längeren Reisen Medikamente in ausreichender Menge mitgenommen werden. Zwar sind sie auch im Ausland fast überall zu bekommen, aber andere Namen oder Dosierungen schaffen unnötige Komplikationen. Bei Flugreisen sollten sie im Handgepäck mitgeführt werden, da die Koffer nicht selten verspätet am Reiseziel eintreffen.

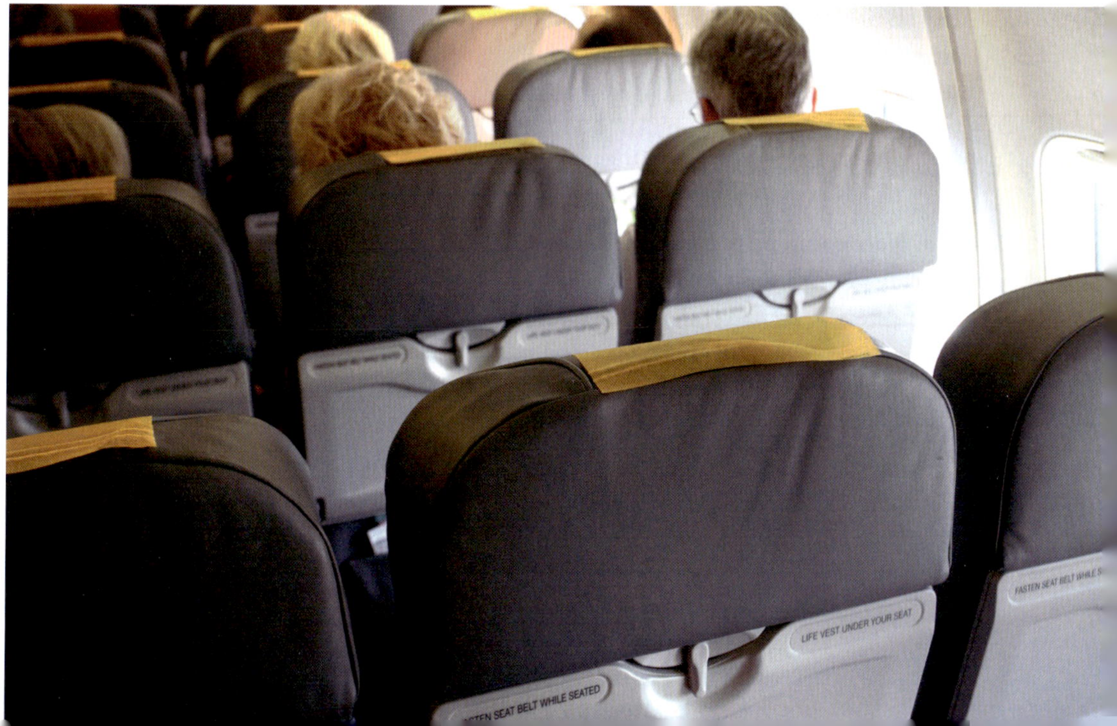

_Bluthochdruck im Alter

In allen Studien, die in industrialisierten Ländern durchgeführt wurden, ist ein altersabhängiger Anstieg des systolischen und diastolischen Blutdrucks festgestellt worden. Das gilt für den systolischen Blutdruck bis zu einem Alter von etwa 80 Jahren, während der diastolische Blutdruck etwa ab 60. Lebensjahr keinen weiteren Anstieg zeigt, sondern im Mittel sogar etwas abfällt. Daraus läßt sich folgern, dass bei Älteren jenseits des 60. Lebensjahres sehr oft nur der systolische Blutdruck erhöht ist (sogenannte isolierte systolische Hypertonie). Die Ursache liegt in einem Elastizitätsverlust der Blutgefäße und häufiger vorkommenden arteriosklerotischen Veränderungen.

Auch nach dem 60. Lebensjahr bedeuten ständig erhöhte Blutdruckwerte ein erhöhtes Risiko für Folgekrankheiten. Das ist besonders wichtig, da der Einfluss anderer Risikofaktoren wie Fettstoffwechselstörungen, Übergewicht und körperliche Inaktivität im Alter verglichen mit anderen Altersgruppen wahrscheinlich geringer ist.

In mehreren Studien ist nachgewiesen worden, dass gerade beim älteren Hochdruckkranken ein normalisierter Blutdruck Folgezuständen am Herz-Kreislauf-System vorbeugt. Eine wirksame blutdrucksenkende Behandlung scheint auch die Gefahr zu vermindern, an Demenz oder Morbus Alzheimer zu erkranken (23).

Ein hoher Anteil der älteren Kranken lebt allerdings bereits über viele Jahre mit Bluthochdruck, so dass davon auszugehen ist, dass Folgezustände der Hypertonie wie Durchblutungsstörungen des Herzens und des Gehirns, Einschränkung der Herzmuskelfunktion weitaus häufiger zu finden sind als bei jüngeren Patienten.

Besonderheiten der Behandlung

Grundsätzlich gelten die gleichen Empfehlungen wie im jugendlichen und mittleren Lebensalter. Die Arzneimitteltherapie im Alter kann durch eine höhere Nebenwirkungsrate belastet sein. Andererseits ist aber zu berücksichtigen, dass es für alte Menschen schwerer ist, ihre Lebensgewohnheiten und Verhaltensweisen zu ändern.

Ernährung

Die Grundsätze einer gesundheitsfördernden Vollwertkost sind beim älteren Menschen besonders wichtig (siehe Seite 116). Auf eine ausreichende Trinkmenge ist unbedingt zu achten, da das Durstgefühl bei Älteren abnimmt. Die Folgen sind Flüssigkeitsmangel des Organismus mit Störungen der Nierenfunktion, Obstipation und Durchblutungsstörungen durch verschlechterte Fließfähigkeit des Blutes.

Übergewicht

Im Alter ist die Beziehung zwischen Blutdruck und Körpergewicht nicht mehr nachweisbar. Das mag auf die verminderte Lebenserwartung deutlich Übergewichtiger zurückzuführen sein. Aber auch im Alter sollte – nicht nur zur Blutdruckregulation, sondern auch im Interesse des Skelettsystems und der Gelenke, der Lungenfunktion und der allgemeinen Mobilität – eine Gewichtsnormalisierung angestrebt werden. Die Gewichtsverminderung muss allmählich erfolgen und eine ausgewogene Nährstoff- und Mineralienzufuhr gesichert werden.

Kochsalz

Im Alter sollte mit der Kochsalzbeschränkung großzügiger umgegangen werden. Es ist zu berücksichtigen, dass das Geschmacksempfinden für Kochsalz – wie für andere Gewürze – im Alter abnimmt und ein strenger Verzicht darauf Appetitsstörungen hervorrufen kann. Auf jeden Fall ist eine kalium- und magnesiumreiche Kost zu empfehlen.

Alkohol

Der Alkoholverbrauch nimmt mit zunehmendem Alter eher ab. Grundsätzlich gelten die gleichen Empfehlungen wie im jugendlichen Alter. Auch hier sind langjährige Lebensgewohnheiten zu berücksichtigen. Eine tägliche Alkoholzufuhr bis 20g/Tag gilt als unbedenklich, wenn nicht andere Organerkrankungen bestehen oder Alkoholismus vorliegt.

Was können wir tun, um die Entwicklung zum Bluthochdruck zu verhindern und die bereits bestehende Hypertonie noch besser zu behandeln? Um diese Frage zu beantworten, müssen wir uns noch einmal mit den Faktoren beschäftigen, die für die Hypertonie verantwortlich sind oder ihre Entstehung begünstigen. Im Kapitel »Ursachen des Bluthochdrucks« habe ich diese Kausalfaktoren bereits erläutert. Hier will ich noch einmal auf diejenigen eingehen, die für das Massenphänomen Bluthochdruck und seine Prävention besonders wichtig sind.

- Übergewicht durch falsche Ernährung und körperliche Inaktivität
- zu hoher Salzverbrauch
- Reizüberflutung und Stress
- Vererbung und Genetik

Ebenso interessant sind neue Therapiemethoden und Arzneimittel, die die Behandlung des Hochdruckkranken weiter verbessern und effektiver gestalten.

Übergewicht

Ein weiterer Artikel der oben genannten Forschergruppe beschreibt das Verhalten des Körpergewichts (26). Danach hat der Anteil Übergewichtiger in der Weltbevölkerung zugenommen, der Body-Mass Index stieg pro Jahrzehnt um etwa 0,5 kg/m². Deutschland macht hier keine Ausnahme. Nach einer Mitteilung des Deutschen Statistischen Bundesamtes (5) aus dem Jahr 2010 waren 2009 51% der Erwachsenen, also jeder Zweite übergewichtig (60% der Männer und 43% der Frauen). Im Vergleich zu 1999 haben diese Zahlen zugenommen.

Veränderungen der Eßgewohnheiten, mehr Bewegung und dem Leistungsvermögen angepasster regelmäßiger Sport kann den Anteil Übergewichtiger in der Bevölkerung vermindern und damit Bluthochdruck und weitere Erkrankungen verhüten. Entsprechende Aktionen der Medien und der zuständigen Fachverbände sind durchaus positiv zu beurteilen. Ich möchte noch einmal betonen, dass das Problem des übergewichtigen hypertoniegefährdeten Bevölkerungsanteils nicht durch Kuren und spezielle Diäten lösbar ist, sondern durch eine nachhaltige Veränderung der Lebensweise und der Essgewohnheiten. Nach wie vor unzureichend sind die Inhaltslisten von Nahrungsmitteln, die zwar viele Angaben enthalten, aber den Verbraucher nicht plakativ auf Kalorien-, Fett-, Zucker- und Salzgehalt hinweisen. Da ist die Zigarettenindustrie schon weiter.

Wenn wir über Ernährung reden, ist noch ein weiteres Ergebnis der oben beschriebenen Untersuchung interessant: Die Durchschnittswerte des Cholesterins im Blut haben sich in den letzten zwanzig Jahren weltweit kaum verändert (27).

Deutschland gehört im internationalen Vergleich zu den Ländern mit den höchsten Cholesterinwerten (21). Ein weiterer Grund, unsere Essgewohnheiten zu verändern.

Kochsalz

In den Kapiteln über die Ursachen des Bluthochdrucks und über die Ernährung habe ich die Rolle des Kochsalzes ausführlich erläutert. Dass sich ein Patient mit Bluthochdruck salzarm ernähren sollte, darüber sind sich alle Hypertoniespezialisten einig. Geteilt sind aber die Meinungen darüber, ob man der gesamten Bevölkerung empfehlen sollte, salzarm zu essen. Studien, in denen der Kochsalzverbrauch mit der Krankheitshäufigkeit und der Sterblichkeit in Beziehung gesetzt wurde, führten bisher zu unterschiedlichen Ergebnissen (28). Klar ist aber, dass ein hoher Kochsalzverbrauch den Blutdruck erhöht und die Gefahr von Schlaganfällen fördert.

In den USA – mit einem hohen täglichen Salzverbrauch von etwa 8g und mehr – werden 77% des Natriumchlorids über Fertigprodukte und Kantinenessen zu sich genommen. Deshalb kann der Kochsalzverbrauch nur unter Mitwirkung der Nahrungsindustrie vermindert werden. Amerikanische Kardiologen haben deshalb von Herstellern und Restaurants gefordert, den Kochsalzgehalt der Speisen schrittweise um 50% zu senken und den Kochsalzgehalt bei Fertigprodukten zu deklarieren. Die FDA (Food and Drug Administration) der USA wurde aufgefordert, Obergrenzen für den Gehalt von Kochsalz in Nahrungsmitteln festzulegen (29).

Auch in Deutschland, wo der Kochsalzverbrauch ähnlich hoch ist, besteht die Notwendigkeit, den Salzgehalt von Nahrungsmitteln anzugeben und den Kochsalzverbrauch zu senken.

Reizüberflutung und Stress

Die Rolle dieser ursächlichen Faktoren und Möglichkeiten ihrer Bewältigung habe ich in den entsprechenden Kapiteln dargestellt (siehe Seite 29 und 95). Weit verbreitet ist die Ansicht, dass Stress nur ein individuelles Problem ist. Aber über persönliche Empfehlungen hinaus müssen wir über wirtschaftliche und soziale Entwicklungen nachdenken, die für Reizüberflutung und Stress von Bedeutung sind. Ein Teil ist unserer eigenen Entscheidung unterworfen wie zum Beispiel die ständige Erreichbarkeit durch Handy oder E-Mail, die uns unter Druck setzt. Andere Formen der Reizüberflutung wie zum Beispiel Lärmexposition kann der Einzelne jedoch nicht immer beeinflussen.

In der Berufsweltwelt können mangelnde Sicherheit des Arbeitsplatzes, Arbeitslosigkeit oder extremer Zeit- und Leistungsdruck krankheitsauslösend

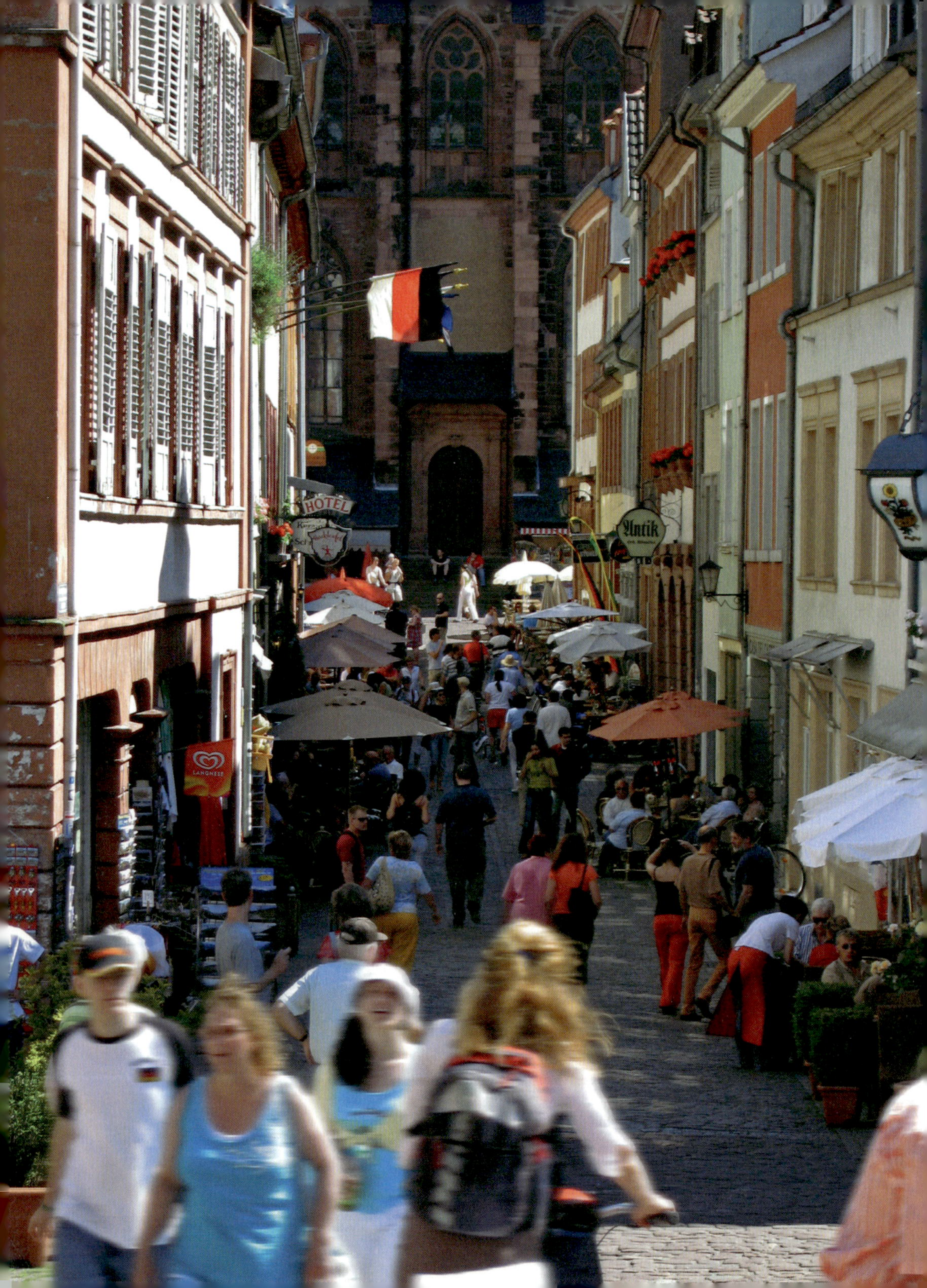
HOTEL
Antik

wirken und auch die Entwicklung von Bluthochdruck fördern. Abgesehen von den gesundheitlichen Folgen wird auch die Leistung des Unternehmens negativ beeinflusst. Deshalb liegt es im Interesse einer Firma, diese Probleme zu erkennen, bei der Bewältigung zu helfen und die Arbeitsorganisation zu verbessern.

Vererbung und Genetik

Seit längerem sucht man nach Veränderungen von Genen, die ein erhöhtes Hypertonierisiko bedeuten (siehe Seite 31), um Betroffene möglichst früh zu erkennen. In einer großen internationalen Studie, die 2011 veröffentlicht wurde, hat man Gendaten von mehr als 200 000 Menschen analysiert und mit deren Blutdruck in Beziehung gesetzt (30). Dabei fanden die Wissenschaftler 17 Genvarianten, die mit einem erhöhten Risiko für einen Bluthochdruck verknüpft sind. Einige davon waren bereits bekannt wie zum Beispiel Gene, die für die Aktivität des Renin-Angiotensin-Systems verantwortlich sind. Der Wert der einzelnen Genvariante für die Voraussage eines Hypertonierisikos ist nach dieser Studie aber eher gering.

Daraus muss man schließen, dass die Entwicklung eines Gentests, der die Anlage zur Hypertonie bereits vor der Manifestation der Krankheit aufdeckt, nicht sinnvoll ist. Seine Aussagekraft wäre zu gering und der Aufwand sehr hoch.

Interessant ist die Entdeckung einiger bisher nicht bekannter Genvarianten, weil sie Ansatzpunkte für die Entwicklung neuer blutdrucksenkender Wirkstoffe bieten.

Ziel der genetischen Forschung wird zukünftig vor allem sein, Genvarianten zu finden, welche die besondere Gefährdung des Hochdruckkranken für Folgeschäden wie Schlaganfall oder Herzinfarkt erkennen lassen.

Neue Therapiemethoden und Arzneimittel

Fast alle Hochdruckkranken können wir heute wirksam behandeln. Ein kleiner Teil mit schweren Hochdruckformen reagiert aber nicht ausreichend auf die heute verfügbare Therapie, wie ich bereits bei der Beschreibung der sympathischen Denervierung zum Ausdruck brachte. Deshalb beschäftigt man sich zur Zeit mit der Entwicklung einer neuen Methode, um diesen Patienten zu helfen.

Schrittmacher für die Barorezeptoren

Auf Seite 31 wurde die Funktion der Barorezeptoren beschrieben. Sie reagieren auf eine Druckerhöhung im Blutgefäß mit einem Signal an das Gehirn, das über den Vagus als Teil des autonomen Nervensystems Blutdruck und Puls vermindert. Diesen Effekt kann man ebenfalls als therapeutische Chance für

Patienten nutzen, deren hohe Blutdruckwerte auf eine medikamentöse Therapie nicht ansprechen. Dafür wird ähnlich wie beim Herzschrittmacher ein Impulsgeber implantiert, der mittels elektrischer Impulse Barorezeptoren in den Halsschlagadern stimuliert und damit den Blutdruck senkt (31). Dieses therapeutische Verfahren befindet sich noch in der wissenschaftlichen Prüfung; ob es eine therapeutische Alternative für Patienten mit schwerer Hypertonie bietet, kann man noch nicht beurteilen. Es kommt sicher nur für diese Gruppe in Frage, für die große Mehrheit der Hochdruckkranken ist es nicht geeignet.

Dagegen könnte die folgende Möglichkeit der Blutdrucksenkung für den breiten Einsatz einen Fortschritt bedeuten.

Impfen gegen Hypertonie – Behandlung der Zukunft?

2007 wurde von Schweizer Wissenschaftlern über die Entwicklung eines blutdruckwirksamen Impfstoffs berichtet.

Impfung oder aktive Immunisiereung kennen wir von Infektionskrankheiten. Dabei wird ein abgeschwächter inaktiver Krankheitserreger als sogenanntes Antigen injiziert, um damit den Körper zur Bildung spezifischer Antikörper gegen den Krankheitserreger zu stimulieren. So kann eine Immunität gegen die jeweilige Infektionskrankheit erreicht werden.

Dieses Prinzip nutzte man bei der Entwicklung eine Impfstoffs gegen Hypertonie, dessen Ergebnis den prosaischen Namen **CYT006-AngQb** erhielt. Ziel war, Antikörper gegen das mehrfach beschriebene Angiotensin II zu erzeugen. Dieses würde durch diese Antikörper neutralisiert und unwirksam gemacht. Es ging also darum, ein Antigen zu synthetisieren, das die entsprechenden Antikörper hervorruft. Dafür veränderte man das Angiotensin-II-Molekül und koppelte es an virusähnliche antigene nichtinfektiöse Partikel. Damit gelang es, zuerst im Tierversuch und dann beim Menschen, Antikörper gegen Angiotensin II hervorzurufen. Im Tierversuch wurde damit der Blutdruck signifikant gesenkt. In einer ersten Prüfung an gesunden freiwilligen Versuchspersonen konnten die Antikörper-Bildung und die gute Verträglichkeit des Impfstoffs nachgewiesen werden (32).

Es wurde dann in einer sorgfältig kontrollierten Studie untersucht, ob der Blutdruck bei Hypertoniepatienten gesenkt wird. Die Injektion des Impfstoffs erfolgte zu Beginn, nach vier und nach 12 Wochen. Es konnte eine eindeutige Blutdrucksenkung nachgewiesen werden.

Diese interessanten Ergebnisse erschließen einen neuen, Erfolg versprechenden Ansatz für die blutdrucksenkende Langzeittherapie, werfen aber andererseits wichtige Fragen auf.

Bisher war die aktive Immunisierung oder auch Impfung beim Menschen auf die Abwehr äußerer Krankheitsursachen, vor allem infektiöser Erreger gerichtet. Versuche, andere Erkrankungen durch eine Impfung gegen körpereigene Stoffe zu beeinflussen, haben bis jetzt nicht zum Erfolg geführt.

Das Renin-Angiotensin-Aldosteron-System (RAAS) spielt eine wichtige Rolle bei der Regulation des Wasser-Salz-Haushalts des Organismus und letztendlich auch des Blutdrucks. Wir wissen gegenwärtig nicht, ob eine langdauernde Blockierung dieses Systems durch Antikörper die notwendige Reaktionsfähigkeit bei großen Belastungen des Organismus gefährdend einschränkt. Das können Salz- oder Wasserverlust bei Krankheiten oder besondere körperliche Anforderungen sein.

Deshalb ist die Impfung bisher nur eine interessante Alternative zur üblichen Arzneimitteltherapie; die tägliche Tabletteneinnahme würde durch Injektionen in größeren Abständen ersetzt, Einnahmefehler dadurch vermieden. Es ist aber überhaupt noch nicht einzuschätzen, ob sie jemals Anwendung in der medizinischen Praxis finden wird.

Die Hypertonie ist eine Erkrankung, die heute mit den verfügbaren Medikamenten wirksam behandelt werden kann (unter anderem mit gut bekannten Arzneimitteln, die auf das RAAS wirken), wie von mir erläutert wurde. Insofern besteht keine dringende Notwendigkeit für ein solches neues Therapieprinzip. In der Fachliteratur sind in den letzten zwei Jahren auch keine Mitteilungen über neue Resultate dieser Behandlungsmethode veröffentlicht worden.

Entwicklung neuer Arzneistoffe

In der zweiten Hälfte des vorigen Jahrhunderts war die Arzneimittelforschung außerordentlich produktiv und entwickelte die Medikamente, die uns heute zur Bluthochdruckbehandlung zur Verfügung stehen. Seit der Jahrhundertwende sind bis auf die Reninhemmer (siehe Seite 103), deren Entwicklung ebenfalls schon vor 2000 begann, keine prinzipiell neuen Wirkstoffe dazugekommen, und es sind auch keine Medikamente mit einem neuen Wirkungsmechanismus in Aussicht.

Man hat fast den Eindruck, dass die Entwicklung der Palette der blutdrucksenkenden Arzneimittel zu einem vorläufigen Abschluss gekommen ist. Dazu kommt, dass die Anforderungen an die Prüfung von Arzneimitteln im Interesse der Sicherheit der Patienten enorm gestiegen sind. Bevor ein Medikament für die Anwendung zugelassen wird, muss es internationale und staatliche Gremien, wie zum Beispiel die European Medicines Agency in Europa und das Bundesinstitut für Arzneimittel und Medizinprodukte (BfArM) in Deutschland passieren. Für neue Hochdruckmedikamente muss nicht nur bewiesen werden, dass sie den Blutdruck senken; sie müssen besser und verträglicher sein als die bereits gebräuchlichen und damit gut bekannten Medikamente.

Natürlich geht die Entwicklung weiter. Vor allem die genetische Forschung wird wissenschaftliche Impulse für die Entwicklung neuer Arzneimittel geben. Besser als bisher wird man in der Zukunft beurteilen können, für welche Folgeekrankungen des Bluthochdrucks der einzelne Patient prädestiniert ist und danach Arzneimittel individuell auswählen.

»Bluthochdruck – jetzt heilbar?« überschrieb ein deutsches Nachrichtenmagazin (33) 2011 einen Beitrag zur Volkskrankheit Hypertonie. Wir müssen heute und auch für die nähere Zukunft diese Frage mit nein beantworten – mit Ausnahme der seltenen Fälle einer sekundären Hypertonie, bei denen die Ursache operativ beseitigt werden kann. Eine Korrektur der mehrfach genannten Ursachen Übergewicht, Kochsalz, Stress, Bewegungsarmut bietet große Chancen, aber eigentlich entspricht sie mehr dem Gedanken der Prävention als der Heilung.

Wenn man weiterhin akzeptiert, dass Bluthochdruck der Hauptrisikofaktor für die Entstehung anderer Herz-Kreislauf-Krankheiten ist, ergibt sich eine gewaltige Aufgabe für die Gesundheits- und Sozialsysteme, aber auch eine reale Möglichkeit, Sterblichkeit und Lebensqualitätsminderung durch Herz-Kreislauf-Krankheiten zu verhüten. Heute ist vor allem wichtig, dass der Anteil bisher unerkannter Hochdruckkranker weiter sinkt und dass in jedem Fall eine wirksame, auf das individuelle Krankheitsbild zugeschnittene Behandlung erfolgt.

Ebenso wichtig ist aber, dass wir in der gesamten Bevölkerung erreichen, dass Verhaltensweisen geändert werden, die – wie in diesem Buch erläutert wurde – zu Bluthochdruck führen oder ihn begünstigen.

Alle hier aufgeführten Faktoren sind umso bedeutungsvoller, je früher sie im Leben eines Menschen wirksam werden. Mehr als bisher muss bereits im Kindesalter – vor allem in Familien, in denen bereits erhöhter Blutdruck aufgetreten ist – auf die Korrektur dieser Verursacher und die Entwicklung gesundheitsfördernder Verhaltensweisen geachtet werden. Leider müssen wir feststellen, dass bisher keine großen Fortschritte festzustellen sind. Der Anteil übergewichtiger Kinder nimmt eher zu, ebenso wie andere Risikofaktoren.

Es ist durchaus nicht einfach, Lebensgewohnheiten, die als angenehm empfunden werden, zu verändern. Was grundsätzlich geschehen sollte, dazu gibt dieses Buch zahlreiche Ratschläge. In die Tat umsetzen muss sie jeder selbst, unter Berücksichtigung seiner persönlichen Bedingungen und Neigungen.

Die World Hypertension League vereint Organisationen in vielen Ländern, die sich die Bekämpfung des Bluthochdrucks zur Aufgabe gestellt haben. In Deutschland widmet sich die Deutsche Hochdruckliga der Früherkennung der Hypertonie, ihrer Vorbeugung und der Betreuung von Hochdruckkranken. Gegenwärtig zählt die Liga über 6000 Mitglieder, davon etwa die Hälfte Laien. Neben wissenschaftlichen Aktivitäten ist die Öffentlichkeitsarbeit eine ihrer wesentlichen Aufgaben. Patientenseminare, die durch die Liga gefördert werden, bieten gute Möglichkeiten der weiterführenden Information und der Diskussion von Problemen, die den einzelnen in Zusammenhang mit dem Bluthochdruck bewegen. Überall in Deutschland existieren Selbsthilfegruppen, die durch die Liga betreut werden und deren Adressen ebenfalls über die Liga erfragt werden können.

Glossar

Adrenalin: Hormon des Nebennierenmarks. Gehört nach seiner Struktur zu den Katecholaminen, wirkt blutdruck- und blutzuckersteigernd, erhöht die Leistung des Herzens und beschleunigt den Herzschlag.

Aldosteron: Hormon der Nebennierenrinde. Bildung wird durch das Renin-Angiotensin-System angeregt. Vermindert die Natrium- und fördert die Kaliumausscheidung in der Niere.

Alzheimer-Krankheit: (Morbus Alzheimer) wurde erstmals 1901 durch den Nervenarzt Alois Alzheimer beschrieben. Sie tritt fast immer im höheren Lebensalter auf und ist die häufigste Ursache für eine Demenz (siehe dort). Ursache sind Ablagerungen von Eiweißstoffen im Gehirn, die zur Schädigung und schließlich zum Absterben von Nervenzellen führen.

Alliin: schwefelhaltige Aminosäure, Inhaltsstoff von Lauchgewächsen, insbesondere von Knoblauch.

Angiotensin I und II: blutdrucksteigernde Peptide. Angiotensin I wird durch Renin im Blut aus einer inaktiven Vorstufe Angiotensinogen gebildet und durch das Konversionsenzym in das deutlich stärker blutdruckwirksame Angiotensin II umgewandelt. Angiotensin I ist ein Decapeptid (besteht aus zehn Aminosäuren), Angiotensin II ein Octapeptid (acht Aminosäuren).

Antigen: Stoff, der vom Organismus als fremd erkannt wird und deshalb in der Regel eine Immunantwort auslöst (meist mit der Bildung von Antikörpern).

Aortenisthmusstenose: Verengung im Bereich der großen Körperschlagader (Aorta), die zum Bluthochdruck führt (siehe Seite 35 und 120).

Arteriosklerose: herdförmige Erkrankung der Arterien mit Verlust der Elastizität der Gefäßwand. Zuerst Einlagerung von Flüssigkeit und Fettsubstanzen, später von Bindegewebe, im fortgeschrittenen Stadium mit Verkalkung – (siehe Seite 47).

Barorezeptoren: körpereigene Messfühler in der großen Körperschlagader und den Halsgefäßen, die den Druck im Blutgefäß registrieren und mit den

Kreislaufzentren im Gehirn über Nervenbahnen in Verbindung stehen.

Body-Mass-Index: deutsch Körpermassenindex (KMI). Maßzahl in kg/m^2, die eine Bewertung des Körpergewichts im Verhältnis zum Quadrat der Körpergröße ermöglicht (siehe Seite 68).

Brennwert: der Energiegehalt von Lebensmitteln oder von Nährstoffen. Er gibt an, wie viele Kilokalorien oder -joule dem Organismus zur Verfügung gestellt werden.

cerebrovaskuläre Insuffizienz (CVI): Durchblutungsstörungen des Gehirns, die zu zentralnervösen Funktionsstörungen führen.

Carotinoide: natürliche Farbstoffe mit gelblicher bis rötlicher Färbung, die vor allem in Pflanzen, aber auch in tierischen Organismus vorkommen und freie Radikale binden können.

Cholesterin: in allen tierischen Zellen vorhandene lebenswichtige Substanz. Es wird sowohl mit der Nahrung aufgenommen als auch im Organismus synthetisiert und dient als Ausgangsstoff für die Bildung von Steroidhormonen und von Gallensäuren. Cholesterin ist Bestandteil der Zellwände und stabilisiert sie. Im Blut wird es als HDL- und LDL-Cholesterin transportiert. Ein erhöhter LDL-Cholesterinspiegel stellt einen Risikofaktor für die Entstehung von Herz-Kreislauf-Krankheiten dar.

Compliance: Bereitschaft, das Einverständnis der Patienten, ärztliche Empfehlungen und Verordnungen zu befolgen – vor allem die richtige und regelmäßige verordnungsgerechte Einnahme von Arzneimitteln. Eine fehlende Compliance ist die häufigste Ursache einer unzureichenden Blutdruckeinstellung.

Demenz: Rückgang der geistigen Leistungsfähigkeit mit Abnahme des Denkvermögens und der Gedächtnisleistung. Erkrankung des höheren Lebensalters. Abnahme des Merk- und Erinnerungsvermögens, der Sprachleistung, des Orientierungsvermögens bis hin zur Veränderung der Persönlichkeit und zur Pflegebedürftigkeit.

Denervierung: Ausschaltung von Nerven oder Nervenbahnen.

Diabetes mellitus: Zuckerkrankheit (siehe Seite 41).

Endothel: einlagige Zellschicht, welche die Innenwand von Arterien auskleidet. Produziert Stoffe, die die Blutgefäßweite regulieren (siehe Seite 22).

Register

für eigene Notizen

Impressum

Hinweis

Die Ratschläge/Informationen in diesem Buch sind von Autor und Verlag sorgfältig erwogen und geprüft, dennoch kann eine Garantie nicht übernommen werden. Eine Haftung des Autors bzw. des Verlags und seiner Beauftragten für Personen-, Sach- und Vermögensschäden ist ausgeschlossen.

Bildnachweis

Tabellen und Schemata:
Prof. Dr. med. Hans-Dieter Faulhaber
gesetzt und bearbeitet von Tilmann Leher

Illustrationen und Abbildungen:
Getty Images, München: U1 (Photo Alto/Laurent Hamels); Mauritius Images, Mittenwald: 48 (Science Photo Library), 65 (Phototake Inc./Julian Claxton), 103 (Senior Images), 136 (artpartner); Shutterstock Images, New York: 12/13 (Sebastian Kaulitzki), 26 (absolut), 125 (Mikael Damkier), 129 (Poznyakov); Südwest Verlag, München: 15, 16, 17, 18, 40, 46, 51, 52, 54, 57, 58, 68 (Jan-Dirk Hansen), 73 (Siegfried Sperl)

Projektleitung
Sabine Gnan/Dr. Harald Kämmerer

Layout und Satz
Grafikatelier luk, Tilman Leher, München

Redaktion
Eva Klaffenböck, München

Bildredaktion
Dietlinde Orendi

Umschlaggestaltung
R.M.E. Eschlbeck/Keuzer/Botzenhardt, München

Druck und Verarbeitung
Druckerei Plenk, Berchtesgaden

Printed in Germany

ISBN: 978-3-517-08725-2
9817 2635 4453 6271

MIX
From responsible sources
FSC® C005370
FSC
www.fsc.org

Verlagsgruppe Randomhouse FSC-DEU-0100

Das FSC®-zertifizierte Papier *Profimatt* für dieses Buch liefert Sappi, Ehingen